高等职业教育教材

供医学类专业用

中医知识入门

主　审　贾文魁　赵　杰

主　编　王　旭　屈玉明

副主编　周恒台　樊志荣　杨　润

编　者　（按姓氏笔画排序）

王　旭　王　璐　王雪莹　王静珠　杨　润

余雪琴　周恒台　屈玉明　赵鸿龙　赵嫦玲

贺亚楠　崔慧萍　樊志荣

人民卫生出版社

·北京·

图书在版编目（CIP）数据

中医知识入门 / 王旭，屈玉明主编. —北京：人
民卫生出版社，2021.8

ISBN 978-7-117-31820-4

Ⅰ．①中… Ⅱ．①王…②屈… Ⅲ．①中医医学基础
－医学院校－教材 Ⅳ．①R22

中国版本图书馆 CIP 数据核字（2021）第 144316 号

人卫智网	www.ipmph.com	医学教育、学术、考试、健康，购书智慧智能综合服务平台
人卫官网	www.pmph.com	人卫官方资讯发布平台

中医知识入门
Zhongyi Zhishi Rumen

主　　编：王　旭　屈玉明
出版发行：人民卫生出版社（中继线 010-59780011）
地　　址：北京市朝阳区潘家园南里 19 号
邮　　编：100021
E - mail：pmph @ pmph.com
购书热线：010-59787592　010-59787584　010-65264830
印　　刷：保定市中画美凯印刷有限公司
经　　销：新华书店
开　　本：710×1000　1/16　印张：13
字　　数：240 千字
版　　次：2021 年 8 月第 1 版
印　　次：2021 年 8 月第 1 次印刷
标准书号：ISBN 978-7-117-31820-4
定　　价：30.00 元

打击盗版举报电话：010-59787491　E-mail：WQ @ pmph.com
质量问题联系电话：010-59787234　E-mail：zhiliang @ pmph.com

前　言

　　为了积极响应习近平总书记提出的"切实把中医药这一祖先留给我们的宝贵财富继承好、发展好、利用好"的重要指示精神，为了培养出更多能够适应新时代基层卫生健康工作需要的高素质人才，为了适应卫生健康职业院校学生全面发展的需求，山西卫生健康职业学院在新一轮教学改革中对标建设"健康中国"的时代要求，构建"全生命周期""卫生健康全产业链"的专业群，全面优化课程体系，拟在所有非中医专业中开设"中医知识入门"课程，全面提高卫生健康职业院校学生的中医药素养和中医学理论知识储备，为培养高素质卫生健康人才打下坚实基础。为此，学院组织省内中医名家和校内骨干教师，立足医学职业教育特点，编写了《中医知识入门》。

　　本书分为上、中、下三篇。上篇为中医发展史概论，旨在通过阐述中医学发展进程，引导学生理清中医学发展脉络，较为完善地掌握中医学发展历程。中篇为中医基础知识，主要介绍中医学阴阳五行、藏象、经络与腧穴、病因病机、常用诊法、辨证论治以及中药与方剂等基础理论，为学生理解中医基础理论和基本治疗原则奠定基础。下篇为中医适宜技术，通过帮助学生了解艾条灸法、拔罐法、刮痧法、耳穴压豆法、中药熏洗法、蜡疗法、药熨法、成人推拿法、小儿推拿法、穴位点按法、新九针疗法等简便、速效的中医常用适宜技术，进而提升对中医临床的初步了解。

　　教材建设是一项长期而艰巨的工程，它需要接受专家、学生以及实际教学成果的评判。为此，恳请各位中医专家、教师和学生对本教材予以关注，及时提出宝贵意见，以便本教材获得进一步完善和提高。

王　旭　屈玉明

2021 年 2 月

目　录

上篇　中医发展史概论

第一章　远古时期——中医药的起源 ·························· 2
　第一节　卫生健康的起源 ······························· 2
　第二节　针灸及药物的起源 ····························· 3
　第三节　医源于生产实践 ······························· 3

第二章　先秦时期——中医药的萌芽 ······················ 5
　第一节　医学理论的萌芽 ······························· 5
　　一、中国古代哲学思想的萌芽 ······················· 5
　　二、养生观念的萌芽 ······························· 5
　第二节　医学知识的积累 ······························· 5
　第三节　药物知识的积累 ······························· 6
　　一、药物种类与用药经验的拓展 ······················· 6
　　二、酒与汤液的意义 ······························· 7
　第四节　卫生健康与医事制度 ························· 8
　　一、先秦时期的卫生健康观念 ······················· 8
　　二、医事制度的建立 ······························· 8

第三章　秦汉时期——中医药体系的初步形成 ············ 10
　第一节　中医理论体系的初步形成 ····················· 10
　　一、最早的中医方剂集成——《五十二病方》 ········· 10
　　二、最早的保健体操图——《导引图》 ··············· 10
　　三、中医理论的形成——《黄帝内经》《难经》 ········· 11
　　四、药学知识及理论的总结——《神农本草经》 ······· 11
　　五、中医辨证论治体系的建立——《伤寒杂病论》 ····· 12

第二节　公共卫生与健康观念 ································· 13
　　一、疫病防治措施 ····································· 13
　　二、卫生健康观念的形成 ······························· 13

第四章　两晋到五代时期——医学各科的蓬勃发展 ··········· 15
　第一节　药物学的发展 ····································· 15
　　一、我国第一部炮制学专著——《雷公炮炙论》 ··········· 15
　　二、世界第一部国家药典——《新修本草》 ··············· 15
　　三、外来药物专著——《海药本草》 ····················· 16
　　四、方药学的发展 ····································· 16
　第二节　中医学的发展 ····································· 18
　　一、针灸 ··· 18
　　二、外科 ··· 18
　　三、伤科 ··· 19
　　四、妇产科 ··· 20
　　五、儿科 ··· 20
　　六、按摩科 ··· 21
　　七、内科 ··· 21
　第三节　医学教育和医事制度 ······························· 21
　　一、医学教育 ··· 21
　　二、医事制度 ··· 22
　第四节　卫生健康观念 ····································· 23
　　一、饮食养生观 ······································· 23
　　二、精神调摄养生观 ··································· 24

第五章　宋金元时期——中医学的兴盛发展 ················· 25
　第一节　药物学的发展 ····································· 25
　第二节　中医学的成就 ····································· 26
　　一、中医理论的丰富 ··································· 26
　　二、法医学的形成 ····································· 27
　　三、学术争鸣 ··· 28
　第三节　医疗设施的进步 ··································· 29
　　一、开设国家药局 ····································· 29
　　二、发展医学教育 ····································· 30

第六章　明清时期——中医学的循进发展……………………………… 32

　　第一节　传统医学的成熟与昌盛……………………………………… 32

　　　一、中医药理论的充分发展………………………………………… 32

　　　二、医事制度………………………………………………………… 32

　　第二节　医学的创新趋势……………………………………………… 33

　　　一、传染学的发展与新探索………………………………………… 33

　　　二、解剖生理学的探索……………………………………………… 34

第七章　中国近现代——中西医学的交汇、冲突与发展………………… 36

　　第一节　中国近现代中医学的发展…………………………………… 36

　　　一、药物学与方剂学的成就………………………………………… 36

　　　二、临床各科的成就………………………………………………… 37

　　第二节　中西医的冲突与融汇………………………………………… 38

第八章　中华人民共和国成立以来——中医学的兴盛发展……………… 39

　　第一节　党和国家领导人有关中医药工作的重要指示……………… 39

　　第二节　党和政府有关中医药工作的方针和政策…………………… 40

第九章　古代中外医药交流……………………………………………… 42

　　　一、中国与东亚诸国的医药交流…………………………………… 42

　　　二、中国与东南亚诸国的医药交流………………………………… 42

　　　三、中国与阿拉伯地区的医药交流………………………………… 42

中篇　中医基础知识

第十章　阴阳五行学说…………………………………………………… 46

　　第一节　阴阳学说……………………………………………………… 46

　　　一、阴阳的基本概念………………………………………………… 46

　　　二、阴阳学说的基本内容…………………………………………… 47

　　　三、阴阳学说在中医学中的应用…………………………………… 48

　　第二节　五行学说……………………………………………………… 49

　　　一、五行的基本概念………………………………………………… 49

　　　二、五行学说的基本内容…………………………………………… 49

　　　三、五行学说在中医学中的应用…………………………………… 52

第十一章　藏象………………………………………………………55

　　第一节　脏腑……………………………………………………55

　　　　一、五脏……………………………………………………55

　　　　二、六腑……………………………………………………59

　　　　三、奇恒之腑………………………………………………60

　　　　四、脏腑之间的关系………………………………………60

　　第二节　精、气、血、津液……………………………………62

　　　　一、精………………………………………………………62

　　　　二、气………………………………………………………63

　　　　三、血………………………………………………………65

　　　　四、津液……………………………………………………65

　　　　五、精、气、血、津液之间的关系………………………66

第十二章　经络与腧穴…………………………………………68

　　第一节　经络总论………………………………………………68

　　　　一、经络的概念……………………………………………68

　　　　二、经络系统的组成………………………………………68

　　　　三、十二经脉………………………………………………68

　　　　四、奇经八脉………………………………………………69

　　　　五、十五络脉………………………………………………70

　　　　六、经络的生理功能和经络学说的临床应用……………70

　　第二节　腧穴总论………………………………………………71

　　　　一、腧穴的分类……………………………………………71

　　　　二、腧穴的治疗作用………………………………………72

　　　　三、腧穴的定位方法………………………………………72

　　第三节　常用腧穴………………………………………………74

　　　　一、十四经穴………………………………………………74

　　　　二、经外奇穴………………………………………………79

第十三章　病因病机……………………………………………80

　　第一节　病因……………………………………………………80

　　　　一、外感病因………………………………………………80

　　　　二、七情……………………………………………………83

　　　　三、其他病因………………………………………………84

　　第二节　病机……………………………………………………85

一、正邪盛衰 ⋯⋯⋯⋯⋯⋯⋯⋯⋯⋯⋯⋯⋯⋯⋯⋯⋯⋯⋯⋯ 85

二、阴阳失调 ⋯⋯⋯⋯⋯⋯⋯⋯⋯⋯⋯⋯⋯⋯⋯⋯⋯⋯⋯⋯ 86

第十四章　常用诊法 ⋯⋯⋯⋯⋯⋯⋯⋯⋯⋯⋯⋯⋯⋯⋯⋯⋯⋯ 88

第一节　望诊 ⋯⋯⋯⋯⋯⋯⋯⋯⋯⋯⋯⋯⋯⋯⋯⋯⋯⋯⋯⋯ 88

一、望神 ⋯⋯⋯⋯⋯⋯⋯⋯⋯⋯⋯⋯⋯⋯⋯⋯⋯⋯⋯⋯⋯ 88

二、望色 ⋯⋯⋯⋯⋯⋯⋯⋯⋯⋯⋯⋯⋯⋯⋯⋯⋯⋯⋯⋯⋯ 89

三、望形态 ⋯⋯⋯⋯⋯⋯⋯⋯⋯⋯⋯⋯⋯⋯⋯⋯⋯⋯⋯⋯ 89

四、望头面、五官 ⋯⋯⋯⋯⋯⋯⋯⋯⋯⋯⋯⋯⋯⋯⋯⋯⋯ 90

五、望皮肤 ⋯⋯⋯⋯⋯⋯⋯⋯⋯⋯⋯⋯⋯⋯⋯⋯⋯⋯⋯⋯ 91

六、望舌 ⋯⋯⋯⋯⋯⋯⋯⋯⋯⋯⋯⋯⋯⋯⋯⋯⋯⋯⋯⋯⋯ 91

七、望排泄物 ⋯⋯⋯⋯⋯⋯⋯⋯⋯⋯⋯⋯⋯⋯⋯⋯⋯⋯⋯ 93

八、望小儿指纹 ⋯⋯⋯⋯⋯⋯⋯⋯⋯⋯⋯⋯⋯⋯⋯⋯⋯⋯ 94

第二节　闻诊 ⋯⋯⋯⋯⋯⋯⋯⋯⋯⋯⋯⋯⋯⋯⋯⋯⋯⋯⋯⋯ 94

一、听声音 ⋯⋯⋯⋯⋯⋯⋯⋯⋯⋯⋯⋯⋯⋯⋯⋯⋯⋯⋯⋯ 94

二、嗅气味 ⋯⋯⋯⋯⋯⋯⋯⋯⋯⋯⋯⋯⋯⋯⋯⋯⋯⋯⋯⋯ 95

第三节　问诊 ⋯⋯⋯⋯⋯⋯⋯⋯⋯⋯⋯⋯⋯⋯⋯⋯⋯⋯⋯⋯ 95

一、问寒热 ⋯⋯⋯⋯⋯⋯⋯⋯⋯⋯⋯⋯⋯⋯⋯⋯⋯⋯⋯⋯ 96

二、问汗 ⋯⋯⋯⋯⋯⋯⋯⋯⋯⋯⋯⋯⋯⋯⋯⋯⋯⋯⋯⋯⋯ 97

三、问疼痛 ⋯⋯⋯⋯⋯⋯⋯⋯⋯⋯⋯⋯⋯⋯⋯⋯⋯⋯⋯⋯ 98

四、问饮食口味 ⋯⋯⋯⋯⋯⋯⋯⋯⋯⋯⋯⋯⋯⋯⋯⋯⋯⋯ 99

五、问睡眠 ⋯⋯⋯⋯⋯⋯⋯⋯⋯⋯⋯⋯⋯⋯⋯⋯⋯⋯⋯ 100

六、问二便 ⋯⋯⋯⋯⋯⋯⋯⋯⋯⋯⋯⋯⋯⋯⋯⋯⋯⋯⋯ 100

七、问经带 ⋯⋯⋯⋯⋯⋯⋯⋯⋯⋯⋯⋯⋯⋯⋯⋯⋯⋯⋯ 101

八、问小儿 ⋯⋯⋯⋯⋯⋯⋯⋯⋯⋯⋯⋯⋯⋯⋯⋯⋯⋯⋯ 102

第四节　切诊 ⋯⋯⋯⋯⋯⋯⋯⋯⋯⋯⋯⋯⋯⋯⋯⋯⋯⋯⋯ 102

一、脉诊 ⋯⋯⋯⋯⋯⋯⋯⋯⋯⋯⋯⋯⋯⋯⋯⋯⋯⋯⋯⋯ 103

二、按诊 ⋯⋯⋯⋯⋯⋯⋯⋯⋯⋯⋯⋯⋯⋯⋯⋯⋯⋯⋯⋯ 106

第十五章　辨证论治 ⋯⋯⋯⋯⋯⋯⋯⋯⋯⋯⋯⋯⋯⋯⋯⋯⋯ 108

第一节　八纲辨证 ⋯⋯⋯⋯⋯⋯⋯⋯⋯⋯⋯⋯⋯⋯⋯⋯⋯ 108

一、表里辨证 ⋯⋯⋯⋯⋯⋯⋯⋯⋯⋯⋯⋯⋯⋯⋯⋯⋯⋯ 108

二、寒热辨证 ⋯⋯⋯⋯⋯⋯⋯⋯⋯⋯⋯⋯⋯⋯⋯⋯⋯⋯ 109

三、虚实辨证 ⋯⋯⋯⋯⋯⋯⋯⋯⋯⋯⋯⋯⋯⋯⋯⋯⋯⋯ 109

四、阴阳辨证 ⋯⋯⋯⋯⋯⋯⋯⋯⋯⋯⋯⋯⋯⋯⋯⋯⋯⋯ 110

第二节 脏腑辨证 111

　　一、心与小肠病辨证 111

　　二、肺与大肠病辨证 112

　　三、脾与胃病辨证 113

　　四、肝与胆病辨证 114

　　五、肾与膀胱病辨证 116

第十六章 中药与方剂 117

第一节 中药的基本知识 117

　　一、中药的性能 117

　　二、中药配伍 118

第二节 方剂的基本知识 119

　　一、方剂制方 119

　　二、方剂剂型 120

第三节 常用中成药 121

　　一、解表类中成药 121

　　二、清热类中成药 123

　　三、温中类中成药 124

　　四、理气类中成药 125

　　五、理血类中成药 125

　　六、扶正类中成药 126

　　七、安神类中成药 128

　　八、祛痰止咳中成药 128

　　九、祛湿类中成药 129

　　十、祛风止痉类中成药 130

　　十一、开窍类中成药 130

　　十二、固涩类中成药 131

　　十三、消导类中成药 132

　　十四、泻下类中成药 133

　　十五、外用中成药 134

第四节 中药的用法 135

　　一、中药汤剂煎煮法 135

　　二、中药给药规则 136

　　三、中草药中毒及不良反应 137

下篇　中医适宜技术

第十七章　艾条灸法 …………………………………………………………… 140

第十八章　拔罐法 ……………………………………………………………… 144

第十九章　刮痧法 ……………………………………………………………… 149

第二十章　耳穴压豆法 ………………………………………………………… 153

第二十一章　中药熏洗法 ……………………………………………………… 158

第二十二章　蜡疗法 …………………………………………………………… 161

第二十三章　药熨法 …………………………………………………………… 164

第二十四章　成人推拿法 ……………………………………………………… 166

第二十五章　小儿推拿法 ……………………………………………………… 174

第二十六章　穴位点按法 ……………………………………………………… 183

第二十七章　新九针疗法 ……………………………………………………… 185

参考文献 ………………………………………………………………………… 193

上 篇

中医发展史概论

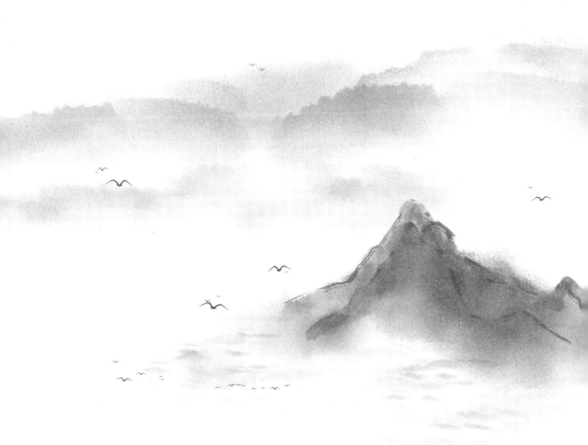

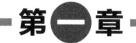

第一章

远古时期
——中医药的起源

第一节 卫生健康的起源

在历经旧石器时期以及新石器时期后，人类发明了工具，学会了用火，发展了原始农业、手工业，渐次萌生了不同特征的文化和文明，也开始有了卫生健康的起源。

原始社会的人类经历了相当长一段时间的赤身裸体。他们最初是将树皮、兽皮或者羽毛、树叶、茅草等加以简单编织，披在身上，而后开始学习磨制骨针来缝制衣服。随后的新石器时代逐渐改进了原始的纺织技术。衣服的出现，既可以御寒，也可以帮助人类抵御蚊虫叮咬、太阳照射，是人类逐步走向文明的象征。

北京猿人洞穴中发现有大量用火的痕迹，说明北京猿人不仅会使用天然火，且能对火进行控制。火的使用是人类第一次支配自然用以改善自己的生存条件，对人类文明具有强有力的推动作用。

火的使用引发人类饮食结构变化，从生到熟的改变，使得人体消化食物过程缩短，食物在一定程度上被消毒杀菌，这就减少了许多消化道疾病和寄生虫病的发生。同时也扩大了食物的范围，一些肉类及生食、难以下咽的鱼鳖蚌蛤等成为可口的食物。

新石器时代，人类已能根据不同的地理环境筑起不同形式的房屋，例如北方多为半地穴式建筑形式，以西安半坡村遗址为代表。而南方多为沼泽地带，其建筑的典型代表是河姆渡遗址发现的干栏式木结构建筑遗迹，这种建筑很适合南方，对于防潮湿、避虫兽非常有益，一直延续至今。

早期原始人类处在混沌杂居状态，没有婚姻和家庭。远古时期，原始人类进入族内群婚的早期阶段，辈分观念开始出现，婚姻只能在同辈兄弟姐妹之间进行。之后又渐渐排除了同胞兄弟姐妹之间的通婚，由血缘群婚过渡至亚血缘群婚，但仍是族内婚。母系氏族时期，氏族之间的交往增多，人类的婚姻开始由族内群婚过渡到族外群婚。父系氏族时期，婚姻形态逐渐由群婚过渡到相对固定的对偶婚。氏族公社解体后，家庭成为社会细胞，婚姻形态也向着一夫一妻制（单偶婚）过渡。

火的使用、衣服的穿着、居处的改善、婚姻形态的演变和进步，有利于人类身体素质的提高，大大地减少各种疾病的发生，因此都是原始社会时期人类卫生保健活动的重要内容。

第二节　针灸及药物的起源

古人类学家研究认为，人类对药物的认识，很可能是在寻求食物的过程中发现并积累起来的。人类在采食野菜、野果、种子、植物根茎的过程中，尝到了酸、辛、苦、甘、咸各种味道，并发现有的植物吃了以后会引起呕吐、腹泻，甚至死亡；与其相反的是，有的植物吃了以后，原有的病痛得以减轻甚至痊愈。久而久之，便逐渐熟悉了一些植物的毒性和副作用，也体验出一些植物的治病疗效。随着原始农业、畜牧业的发展，人们对更多的植物进行长期而细致的观察和尝试，了解到更多植物的药性。渔猎经济的发展为人们提供了更多的肉类食物，并且使人们渐渐体察到动物身体各部的药性及其治疗作用。随着人类采矿和冶炼时代的到来，又进一步认识到矿物药的治疗作用，逐渐发现了盐水明目、硫黄壮阳、水银杀虫等功用。

在旧石器时代，尖状和棱状的石块既是生产工具，又是切开痈肿、排脓放血的医疗器具。大约到了新石器时代有了专用于医疗的砭石。新石器时代后期，骨针、骨锥、骨刀、陶针等开始用于医疗活动。

第三节　医源于生产实践

关于中医学的起源，有多种说法。

有人说医源于圣人。所称圣人，多指伏羲、神农和黄帝等。比如，神农尝百草的记载。古代文献中尝百草的不止神农氏，黄帝、炎帝、岐伯也有类似的传说。尝，亲身实践，开始去认识周围事物，是中国古代在生产和劳动中去积极认识和创造的历史实践。伏羲、神农应是原始畜牧业和原始农业时期的代表，黄帝则是黄帝部族的简称。由此可见，"医源于圣人"之所以错误，就在于将神话传说中升华了的英雄与个体人物混同，将古人按他们的思考方式描述的历史简单地作为史实，因此必然夸大了个人力量。

有人说医源于巫。医学史上曾有过医巫混淆的阶段，这是符合人类早期认识规律的，但医学需要建立在理性基础上，需要建立在实践之上的。医学的发展是一个逐渐排除迷信与荒诞的历史，随着人们对病因的认识和医疗实践经验的积累,附着在它身上的巫术成分逐渐被抛弃,医巫最终分离。

　　有人说医源于动物本能。"本能论"无视人与动物的区别,混淆了动物的本能救护行为与人类医学之限,因而否定了生产生活实践在医学起源中的决定性作用。

　　有人说医食同源。食物的摄入是人类赖以生存的首要条件。医食同源似乎有一定的事实依据,然而这一观点是不彻底的,它没有回答一个最根本的问题,即认识食物也同样要追溯其起源过程,况且某些矿物药、外治法、针灸法等并不一定与寻找食物有关。鉴于此,医食同源论仍不能完整解释医学起源问题。

　　那么中医学究竟从何而来?从针灸及药物的起源,可以看出,中医药起源于人类劳动生活的实践,原始的医药卫生是原始人类长期与自然和疾病作斗争的经验积累。正是这些早期经验,为以后中医药的发展和中医基本理论的形成打下了基础。

第二章

先秦时期
——中医药的萌芽

第一节　医学理论的萌芽

一、中国古代哲学思想的萌芽

由于对自然界的认识太过局限,统治者为了统治的需要,建立了一套"天命观"的思想体系。商代统治者遇事必占卜,表示自己的行动都是符合天命神意的。这样逐渐出现了一种特殊阶层——"巫""巫医"。后来,"天命观"的思想开始动摇,周代出现了"敬天保民"的思想。《周易》《尚书》等书中,记载了我国早期的气、阴阳、五行、八卦学说,它包含着朴素的辨证法因素与唯物主义内容,构成了中医学自然理论的核心。春秋时期,人们开始对宗教迷信进行批判,不相信有超自然的神秘的"天命"和鬼神,认为人的吉凶祸福与"天"没有关系,认为自然界的异常现象是自然界阴阳失调引起的。哲学上两种世界观的斗争,反映到医学思想中来,于是出现了医学与巫术之间的斗争。

二、养生观念的萌芽

"养生"一词最早出现在《庄子》中,因此早在先秦时期人们对此已经有了初步的认识,如《周易》中引导人们要遵循自然规律,顺应自然,都是十分朴素的观点。春秋战国时期,道家养生观已经逐步形成。老子中的"道法自然""清静无为""少私寡欲"等强调人们内心的修养,体现了对自然、朴实、简单生活的推崇。而庄子则更进一步,在《庄子》一书中多次提到对于精神、内心、气息、形体的修炼,提出了诸如"心斋""呼吸吐纳""导引"等概念。

第二节　医学知识的积累

西周时代,人们经过反复观察,对疾病的认识日益提高,如在《诗经》《尚书》《周易》等著作中对热病、昏迷、水肿、顺产、逆产、不孕等已有初步了解。

《山海经》中，根据疾病特点，给以固定病名。从该书记载的38种疾病看，23种疾病已有固定病名，如瘿、疖、疽、痹、风、疟、狂、瘘、疫疾等。

商周以来，随着天文与历法知识的发展，人们已初步认识到季节、气候的变化及某些地区特殊的自然条件与人体健康、疾病的关系，初步形成了病因学知识。《礼记》载："孟春行秋令，则民大疫""季春行夏令，则民多疾疫"。对因气候异常导致的疾病有了一定认识，并知晓这类疾病是有传染性的。

春秋时期，秦国名医医和为晋侯诊病时提出了阴、阳、风、雨、晦、明等"六气"病因论，开创了中医外感病因学说的先河。他说："天有六气……淫生六疾。六气曰阴、阳、风、雨、晦、明也。分为四时，序为五节，过则为菑。阴淫寒疾，阳淫热疾，风淫末疾，雨淫腹疾，晦淫惑疾，明淫心疾。"说明当时人们已经认识到自然界的变化对人体健康是有影响的。

《礼记》《管子》中有"百病怒起""忧郁生疾"之说，说明精神状态的正常与否与人体的健康有着直接的联系。《墨子·非攻》中认为起居失常、劳逸失度、食饮不节同样是致病的重要原因。这种从内外环境整体出发来解释疾病发生的观点，对后世中医病因学说的形成颇有影响。

西周时期，疾病诊断已具雏形。《周礼》载"以五气、五声、五色胝其死生；两之以九窍之变，参之以九藏之动。"这提示西周前后，在诊断疾病方面，已开始涉及一些与后世"四诊"有关的方法。

在临证治疗方面，食养、药疗、酒剂及针刺、火灸等，在商周时期已广泛使用。甲骨文中有用砭法除病、用按摩疗腹疾，以及用艾灸治病止痛等文字。

第三节　药物知识的积累

一、药物种类与用药经验的拓展

早在《周礼·天官》载有："以五味、五谷、五药养其病"，汉代郑玄注："五药，草木虫食谷也"，这是目前所知对药物进行的最早的分类。

《诗经》中记载了许多动植物，包括植物药50余种，多为后世常见药物，反映了当时的人民生活和社会风貌。《山海经》中有关医药的内容比《诗经》丰富得多，也是最早记载药物功能的书籍。书中记载了大量药物，一般认为共126种，包括动物药67种，植物药52种，矿物药3种，水类1种，另有不详类属者3种。可以分为补药、种子药、避孕药、预防药、美容药、毒药、解毒药、杀虫药、醒神药、治牲畜药等多种不同类别。据统计，书中所载药物治疗的内、外、妇、眼、皮肤疾病达31种之多。大多为一药治一病，也有一药二治，如栎治"食之已痔"，虎蛟治肿也治痔等；也有50多种是数药治一病，如治疗风疾的药物有 6 种,治疗目疾的药物 7 种,治疗皮肤疾病的药物有 5 种等。在药物的使用方法上也已经多样化,内用法有"服"与"食",外用法有洗浴、涂抹等。《山海经》中有关药物的记载,显然对后世药物学的发展有着深远影响。

由于对药物的种类、性能、毒副作用等方面认识的不断进步,在医疗实践中用药的经验也日益引起人们的注意,如《礼记》中"医不三世,不服其药",《易经》中"无妄之药,不可试也"的记载,都一定程度地说明了当时人们对用药经验的重视。

二、酒与汤液的意义

酒有通经活络、令人精神兴奋、驱寒散瘀、麻醉镇痛或消毒杀菌的作用。人们最初发现并饮用自行发酵的酒之后,自然而然地将其兴奋与麻醉作用应用于医疗,这是医学史上的一项重要发明。酒又有挥发和溶媒的性能,所以成为后世常用的溶剂,用来加工炮制药物。由于酒对"外感风寒""劳伤筋骨"等病有治疗或缓解症状的作用,所以在古代医学挣脱巫术统治的过程中,饮酒治病比较普遍。在用酒治病的长期实践中,人们不满足于单纯用酒治病的疗效,因而发明了药酒。在甲骨文中发现的"鬯其酒"是一色美味香的药酒,既能用于祭礼,也可用于医疗,是目前所知关于药酒的最早记载。《汉书》中的酒为"百药之长",《内经》中的"邪气至时,服之万全",以及古代的"醫"字都不同程度地反映了早期对酒与医药关系的重视。

汤液即汤剂,又称水药,是中医临证用药的主要剂型之一。汤液是在商代陶器的制成与使用的进步、烹调经验的积累、人们所掌握的药物知识的不断增加的基础上发明的。正是在当时的历史条件下,无数先民在采药、用药与烹调饮食的生活实践中,不断积累和总结经验,从而创制了汤液。汤液在临床上的应用,使人们由习惯于用生药而转变为用熟药,由重剂量的使用单味药转为适量的混用复味药,不仅服用方便、可以提高疗效、减少药物的副作用,而且在医疗上也开阔了用药领域,拓展了药物研究和发展的空间,加速了医药学的发展与进步。

汤液的发明和广泛应用,促进了方剂学的形成和发展。首先,中国文化讲究"和",这是方剂诞生的条件;同时由于中医认识疾病,强调证候,而证候形成的原因多样,且在治疗中不断变化,单一药物无法适应治疗要求,这是方剂产生的内驱力量。方剂标志了中医特色的本质。

第四节　卫生健康与医事制度

一、先秦时期的卫生健康观念

先秦时期，饮食丰富起来。主食主要是粮食作物，稻、黍（现代北方的黄米）、稷（北方小米，即谷子）、麦（大麦、小麦）、菽（豆子）、麻（麻籽）。调味品出现了醯（醋）、醢（酱）、盐、梅（甘甜味）、姜、桂、豉等。人们在使用调味料的过程中也发现了饮食偏嗜对人体的病理影响。

饮食中不得不提酒。酿酒的历史十分悠久。古酒中酒精含量很低，制法简单。天子所饮叫"酎"，加工过程时间长，工序复杂；也有一些烈酒，如醴、醇等。酒后来被用在医疗上，少量可用作兴奋剂，大量可用作麻醉剂，还可以作为溶剂。

人们吃饭时特别注意饭前洗手。《左传·昭公二十年》："华亥与其妻必盥而食所质公子者而后食。"《论语·乡党》中写道："鱼馁而肉败，不食。色恶，不食。臭恶，不食。失饪，不食。不时，不食。割不正，不食。"肉腐败就不能吃，可见当时人们对饮食卫生和健康食物的重视。

人们重视个人卫生清洁。夏商时期，人们已经有了洗脸、洗手、洗脚、沐浴的生活习惯。《礼记》中记载，"五日，则燂汤请浴"，五天就要为父母烧水洗澡。可见当时人们对卫生生活习惯的重视。

先秦时期，人们的生活条件较之前有了极大的变化，无论是从饮食还是日常生活习惯，都越来越向着文明迈进。人们对饮食和起居的关注，对出行和周围环境的要求，反映出越来越浓烈的卫生健康意识。

二、医事制度的建立

《周礼·天官》中对周朝的医政制度做了较为详尽的论述，也为后人了解周朝的卫生健康制度打下了基础。《周礼·天官》中，记载了医师官职的具体划分，"医师掌医之政令，聚毒药以供医事。"在医师下面还设置了"医师上士二人，下士四人，府二人，史二人，徒二十人。"。其中上士和下士，作为医事制度的行政管理人员，协同医师处理医政事务；"府二人"，则主要负责宫廷药物的保管和供应；"史二人"，主要管理宫廷文书和病案；"徒二十人"，则作为"护士"，看护患者或接受差役杂务。

周朝的宫廷医生开始出现分科的趋势。主管宫廷膳食营养的医生为"食医"，主要负责"掌合王之六食、六膳、百馐、百酱、八珍之齐"；治疗内科疾病的医生为"疾医"，主要负责"掌养万人之疾"；治疗外科疾病的医生为"疡医"，主要负责"掌肿疡、溃疡、金疡、折疡之祝药刮杀之齐";治疗家畜疾病的医生为"兽医",主要负责"掌疗兽病,疗兽疡,凡疗兽病灌而行之。兽医主要治疗家畜之疾病或疮疡。"

　　通过以上分类,可以看出周朝时期的统治者已经开始将医学分科,以便于医生对每一医学门类进行深入研究,开创后世医学进一步细化分科的先河。从《周礼》对以上内容的记载也可以看出,在周朝时期医和巫开始呈现分离趋势,职业医疗卫生组织的出现,使得原有的卜、祝、巫等"神职"逐步失去了对医疗卫生健康工作的掌控,也使得脱离开"神"的医学开始走上更为严谨和科学的独立发展道路。

第三章

秦汉时期
——中医药体系的初步形成

第一节　中医理论体系的初步形成

一、最早的中医方剂集成——《五十二病方》

《五十二病方》是我国现存最早的医方著作,约成书于战国时期,作者失考。1973 年出土于湖南长沙马王堆三号汉墓之帛书,全书约 1 万字,因目录列有 52 种病名并有"凡五十二"字样而由整理者命名。现存医方总数 283个,用药达 247 种。涉及内、外、妇、儿、五官各科疾病,其中外科病证较多,包括外伤、动物咬伤、痈疽、溃烂、肿瘤、皮肤病、肛肠病等,内科疾病有癫痫、疟病、食病、癃病、寄生虫病等。《五十二病方》所载治法多种多样,除了内服汤药之外,尤以外治法最为突出。包括敷贴法、药浴法、烟熏或蒸气熏法、熨法、砭法、灸法、按摩法、角法(火罐疗法)等。书中关于疾病证候和诊治的内容大多是医学史上最早的记载,真实地反映了当时临证医学的实际水平。

二、最早的保健体操图——《导引图》

帛画《导引图》是我国现存最早的医疗体操图。原画长约 100cm,高 40cm。图上描绘了 44 个不同性别、年龄的人在做各种动作,分为 4 排,每排 11 人,人像高 9～12cm,动作姿态大约分为 3 类:呼吸运动、活动四肢及躯干运动、持械运动;有部分是模仿动物动作,如印(仰)浑(呼)与笑(猿)狰。古代印浑是仰身鸣叫的意思,笼浑是猿猴啸叫的声音。图的形态是胸部扩张,双手向后举,其动作是加强对心肺功能的锻炼。有的图旁还标明了该导引可以防治疾病的名称,如"引聋",即以导引防治耳聋。《导引图》所反映在导引上的四个方面内容足以说明中国是世界上较早应用导引的国家。

三、中医理论的形成——《黄帝内经》《难经》

（一）医学基础理论原则的确立——《黄帝内经》

《黄帝内经》，简称《内经》，包括《素问》与《灵枢》两部分。原书各9卷，81篇，共计162篇。所引用的已佚古医书达20余种，如《上经》《下经》《从容》《五色》《黄帝扁鹊之脉书》《揆度》《奇恒》等，可见《内经》是在为数众多的更古老的医学文献基础上成书的。一般认为，《内经》大约在战国至秦汉时期由许多医家搜集、整理、综合而成，其中甚至包括东汉乃至隋唐时期某些医家的修订和补充。

《黄帝内经》全面论述了人与自然的关系，人的生理、病理、诊断、治疗及疾病预防等。其中《素问》所论包括脏腑、经络、病因、病机、病证、诊法、治疗原则以及针灸等。《灵枢》除了论述脏腑功能、病因、病机之外，还着重介绍了经络腧穴、针具、刺法及治疗原则等。其基本精神和成就可概括为以下四方面：注重整体观念，包括人体机体一体观、人体心神一体观、人与自然一体观、人与社会一体观；运用阴阳五行学说；重视脏腑经络；注重疾病预防。

《黄帝内经》全面总结了秦汉以前的医学成就，是我国早期的一部医学总集，标志着祖国医学由单纯的积累经验阶段，发展到系统的理论总结阶段，为临证医学的发展提供了理论指导和依据。

（二）《黄帝内经》的发挥——《难经》

《难经》，原名《黄帝八十一难经》，设有81个问题，以问答体裁编撰而成。《难经》是对《内经》的发挥，是继《黄帝内经》之后的又一重要典籍。作者不详，成书年代在西汉末期至东汉之间。《难经》讨论内容涉及生理、病理、诊断、治疗等各个方面，有许多创见性的理论内容，对后世有着深远影响。

在脉学方面，《难经》发展了《黄帝内经》提出的"五脏六腑之气味，皆出于胃，变见于气口"，和"气口成寸，以决死生"的理论，主张气口即寸口，及"独取寸口"的诊脉方法；论述了气口部位寸、关、尺三部脉的阴阳属性，每部又分浮、中、沉三候的"三部九候"诊脉法，开创了寸口定位诊脉法的先河，为后世医家普遍采用。

四、药学知识及理论的总结——《神农本草经》

《神农本草经》，简称《本经》或《本草经》，是我国现存最早的药物学专著。《神农本草经》共3卷，共载药物365种。其中以植物药为多，有252种，动物药67种，矿物药46种。内容丰富，总结了我国东汉以前药物学的经验与成就。

在药物分类方面，《神农本草经》根据药物效能和使用目的的不同，分为上、中、下三品。上品药无毒，多系滋养强壮类的药物；中品药有的有毒，有的无毒，多系滋养强壮而兼有攻治疾病作用的药物；下品药大多具有毒性，用于攻治疾病。这是中国药物学最早、最原始的分类法。

书中概括性地记述了君臣佐使、七情和合、四气五味等药物学的基本理论。《神农本草经·序录》中写道："药有君臣佐使，以相宣摄合和者，宜用一君二臣三佐五使，又可一君三臣九佐使也。"这是对组方用药规律等方剂学理论的简要阐述，对后世医家有一定影响。该书不仅简要地记录了药物的性能，而且说明了药材产地、采集时间、加工炮制、质量优劣、真伪鉴别等方面都有一定的法则。书中对药物的功效、主治、用法、服法等内容也有一定的论述。

《神农本草经》是总结我国汉代以前药物学成就的早期专著，集东汉以前药物之大成，在药物学发展史上占有重要地位。它为我国古代药物学的发展奠定了基础，魏晋以后的本草学都是以此为基础发展起来的。

五、中医辨证论治体系的建立——《伤寒杂病论》

《伤寒杂病论》包括《伤寒论》与《金匮要略》两部分。从今天的流传本来看，《伤寒论》共10卷22篇，立方113首，专门论述外感热病；《金匮要略》共6卷25篇，立方262首，主要论述杂病。

《伤寒论》的主要内容以六经太阳、阳明、少阳、太阴、少阴、厥阴为纲，对外感热病各个阶段的辨脉审证大法和立法用药的规律，用条文形式做了比较全面的论述。在每一经中，将能反映本经病理机制的基本症状作为本经的总纲，如太阳病以头项强痛、发热恶寒、脉浮为总纲，阳明病以胃家实为总纲等，对每一经病的症状描写十分详细和完善。六经病的传变规律因患者的具体情况而异，有传与不传，循经传或越经传，或直中某经，也有二经、三经合病或并病，还有因诊治不当而引起的变证、坏证等。通过证候的归纳，深刻地揭示了疾病的发展规律。由于六经包括手六经和足六经，又络属各个脏腑，因此六经辨证实际上是把疾病的发展和传变过程与脏腑经络相联系，体现了脏腑经络学说在临床上的具体运用。

《金匮要略》以脏腑辨证论治内科杂病为主，也涉及妇科、外科等病，其辨证施治的精神与《伤寒论》一致。该书以病类分篇，内容包括肺痈、肠痈、黄疸、痢疾、痉、湿、百合、狐惑、疟疾、中风、历节、肺痿等30余种病证的辨证和治疗，兼及外科的疮痈、肠痈、浸淫疮和妇科的脏躁、经闭、妊娠病、产后病和其他杂病，还有急救及食禁等，直到今天仍有较高的实用价值。

张仲景以脏腑经络学说为基础论治杂病，根据脏腑经络病机进行辨证论治，开后世脏腑辨证之先河。此外，张仲景根据《内经》中"虚邪贼风，避之有时""饮食自倍""起居无节"等有关病因的学说，提出了"千般疢难，不越三条：

一者,经络受邪,入脏腑,为内所因也;二者,四肢九窍,血脉相传,壅塞不通,为外皮肤所中也;三者,房室、金刃、虫兽所伤。以此详之,病由都尽。"把复杂的病因概括为三大类,对病因学的发展作出了一定的贡献。

《伤寒论》以六经论伤寒,《金匮要略》以脏腑论杂病,从而提出了包括理、法、方、药在内的辨证论治原则,使祖国医学的基础理论与临证实践有机地结合起来,为后世临证医学的发展奠定了重要基础。

第二节　公共卫生与健康观念

一、疫病防治措施

东汉时期疫病猖獗,自公元 25 年至公元 220 年这 195 年间,史书上有记载的传染病就有 22 次。其发生频繁,蔓延全国,死亡人数众多。如张仲景在《伤寒杂病论·自序》中记载,"余宗族素多,向余二百。建安纪年以来,犹未十稔,其死亡者,三分有二,伤寒十居其七。"又如《后汉书》记载的汉光武帝建武十三年、建武十四年(公元 37 年、公元 38 年),江南会稽郡发生"大疫",且"死者万数"。《三国志·魏书·武帝纪》中记载"公至赤壁,与备战,不利。于是大疫,吏士多死者,乃引军还。"曹植《说疫气》中提到,"家家有僵尸之痛,室室有号泣之哀,或阖门而殪,或覆族而丧。或以为疫者鬼神所作。"东汉时期政治黑暗,连年战争,又遇我国历史上的寒期,造成瘟疫横行,死亡人口众多。

这一时期,疫病防治的主要措施:一是派官员巡察疫情,及时遣医送药,控制传染病的蔓延。如《后汉书》中记载东汉灵帝时,"二年春正月,大疫,使使者巡行致医药"之类的事。《后汉书·曹褒传》亦有:"时有疾疫,褒巡行病徒,为致医药,经理饘粥,多蒙济活。"二是设立临时隔离区,隔离患病人群。《后汉书·皇甫规传》中记载,"明年,规因发其骑共讨陇右,而道路隔绝,军中大疫,死者十三四。规亲入庵庐,巡视将士,三军感悦。"

二、卫生健康观念的形成

秦汉时期,人们对饮食卫生有了更为清醒的认识,腐烂变质的食物、有毒食物、被污染的食物,通通都不能食用。如《金匮要略》:"秽饭、馁肉、臭鱼,食之皆伤人。""六畜自死,皆疫死,则有毒,不可食之。"《论衡·累害篇》:"夫鼠涉饭中,捐而不食。"《论衡》"故鼻闻臭,口食腐,心损口恶,霍乱呕吐。"等明确了吃腐坏食物对身体的危害。

秦汉时期,人们的饮用水以井水为主。《汉书·蒯伍江息夫传》载"穿井得水乃敢饮。"也就是说,汉代时不仅定居者凿井而饮,军队野外驻扎亦是如此。

《续汉书·礼仪志》中记载"夏至日浚井改水，冬至日钻燧改火，可去温病。"政府规定每年在夏至日里浚水，冬至日里改火，有助于预防温病。

　　秦汉时期，人们的卫生健康习惯养成的主要表现是沐浴的常态化，人们普遍认识到沐浴洁净的重要性。东汉张衡还专门创作了论述沐浴的著作《沐书》，可见沐浴一事是十分重要和必要的生活环节。东汉王充在《论衡·讥日篇》说："且沐者，去首垢也，洗去足垢，盥去手垢，浴去身垢，皆去一形之垢，其实等也。"《初学记》中有这样的记载："汉律，吏五日得一浴，言休息以洗沐也。"《汉书》中也有多处关于沐浴的记载。由此可见，当时人们对个人卫生已相当重视。

第四章

两晋到五代时期
——医学各科的蓬勃发展

第一节 药物学的发展

一、我国第一部炮制学专著——《雷公炮炙论》

　　《雷公炮炙论》是我国现存的第一部炮制专著,由南朝的雷敩所撰。全书分上、中、下 3 卷,载药 300 种,较为系统地总结了 5 世纪前中药炮制的经验,并初步概括了药物采集、性味、煮熬、修治等方面的有关理论与方法。书中涉及的炮制方法有炮法、炮炙法、焙法、煨法、蒸法、煮法、去芦、制霜、制膏、酒制、蜜制、药汁制等。书中对炮制方法的具体操作过程有较详细的记录,如"凡修事巴豆,敲碎,以麻油并酒等煮,研膏后用"。巴豆为剧毒药,其有效成分巴豆油经上述处理,可部分溶于麻油中,同时还可使巴豆中所含的一种具有溶血和使组织坏死的毒性蛋白变性。又如对大黄提出了"凡使细切,以文如水旋斑紧重者,剉片蒸之,从巳至未,晒干",这是为了防止在贮存期间,有效成分被共存的酵素所酶解。再如对香薷等富含挥发油成分的药物,指出"勿令犯火",以防高温失效;对玄胡、吴茱萸等含生物碱成分的药,用醋制使生物碱成盐,可增加其在水中的溶出率。以上炮制方法,对提高药效、减少毒性均有实用价值,1 000 多年来一直受制药业的高度重视。后世本草书中所载的炮制17 法,如炮、炙、煨、炒、煅、炼、制、飞、度、伏、镑、曝、露等,大多是在此书基础上的发展,故后世尊雷敩为炮制业的鼻祖。此书在元以后散佚,现所见为从诸家本草中辑复而成的辑佚本。

二、世界第一部国家药典——《新修本草》

　　唐代国家统一,药物知识逐渐积累丰富,并出现了许多新的药物和外来药物。公元 659 年唐政府修订并颁发《新修本草》,是我国和世界第一部由国家编纂的药典。这是最早由国家颁行的药典,比欧洲著名的《纽伦堡药典》早 800 余年。《新修本草》卷帙浩博,共 54 卷,分为正经、药图、图经 3 部分。

其中正经 20 卷，附目 1 卷，主要记述药名、分类、性味、功能、主治、用法等；还包括修订以往内容有错的记载，以及补充新发现的药物和外来药物及其作用，如密陀僧、血竭、硇砂、云苔（油菜）、安息香、诃黎勒、薄荷、郁金、阿魏、刘寄奴、鹤虱、蒲公英、龙脑香、胡椒，以及鲫鱼、砂糖等药的治疗作用。全书载药 844 种，比《本草经集注》新增 144 种。药图 24 卷，附目 1 卷，首创通过绘图描记药物形态和颜色标准，以作为识药的指导。图经 7 卷，是对药图的文字说明，重点记述了道地药材的产地、采药时日、形态鉴别以及加工炮制。

《新修本草》由国家颁布，内容丰富，叙述准确，所以一经问世，就广泛流传。此书不仅成为医学生的必读之书，而且亦成为医生与药商用药、售药的法律依据。

三、外来药物专著——《海药本草》

五代李珣所撰《海药本草》专载外来药物。李珣，字德润，四川梓州（今四川三台县）人，其祖父是波斯人，世售香药为业。《海药本草》原书六卷，至南宋末年亡佚，所叙述的药物散见于《证类本草》及《本草纲目》等书。今存佚文中，有药物 124 种（一说 131 种、一说 128 种），其中 16 种药物为首载，如车渠、金线矾、波斯白矾、瓶香、钗子股等。该书将药物分为玉石、草、木、兽、鱼虫、果等 6 类，详论药物形态、产地、品质优劣、真伪鉴别、采收、炮制、性味、主治、附方、用法、禁忌等。大多数药物来自波斯等地及南海诸地区，因此为回族医药根基的一部分，对中医学的发展也曾有过作用。

四、方药学的发展

（一）《肘后救卒方》

《肘后救卒方》，简称《肘后方》，晋代葛洪著。葛洪是晋代著名的医药学家、道家和博物学家，是一位儒道合一的宗教理论家，也是一位从事炼丹和医疗活动的医学家。

现存《肘后救卒方》为 8 卷本。包括内疾、外发、他犯三大部分。内容涉及急救、传染病、内、外、妇、五官、精神、骨伤各科及疾病的预防、诊断、治疗等。书中所载治法"简、便、廉、验"。特别是书中记载治疟疾，取用随处可生的青蒿绞汁饮服。这不仅在当时疗效显著，更为我国现代药理研究提供了宝贵线索，从青蒿中提出高效、速效、低毒的抗疟新药——青蒿素，成为中国医学对世界医学的一项新贡献。书中对急性传染病有较高认识，第一次记录了天花的症状，这是世界医学史上关于天花的最早认识。《肘后救卒方》对急症的治疗，明确指出救急措施与病因治疗相结合。急则治其标，症状缓解后，辨证施治，消其根源。书中选方切合实用，疗法简便，药物价廉，疗效可靠。针、药、敷、摩，治法多种多样。书中记载了人工呼吸、止血、腹腔穿刺、导尿、灌肠、清创、引流、骨折外固定、关节脱位整复等急症治疗技术。

（二）《备急千金要方》和《千金翼方》

《备急千金要方》和《千金翼方》，合称《千金要方》，作者孙思邈。《备急千金要方》成书于公元 652 年（唐高宗永徽三年），共 30 卷。《千金要方》详尽地记载了唐以前主要医学著作的医论、医方、诊法、治法、食养、导引等多方面的内容，包括了作为一名医生所必备的各种医学理论和实践知识，堪称我国第一部医学百科全书。孙思邈特别强调医家的职业道德，特别是《备急千金要方》中的"大医习业"和"大医精诚"两篇，系统地论述了医德。

两书汇集医方 6 500 余首。书中载有许多现今都行之有效的方剂，如犀角地黄汤、小续命汤、紫雪丹等。他还创设了分证列方的体例，即分科列证，每一证候下先简述论，再列对证医方，便利检索，达到了"备急"的目的。这些都为方剂学的发展做出了贡献。书中重视妇女儿童疾病的诊治，强调综合治疗，对药物深入研究，倡导积极养生，总结出了一套按摩养生法。

《千金要方》的成就，代表了盛唐医学的先进水平，这既是中医自身实践经验积累的成果，也是吸收外来文化、取各家之长的结果。它不仅在国内影响极大，也在亚洲国家广为传播。

（三）《外台秘要》

《外台秘要》是唐代另一部总结性的医学著作，王焘著，被《新唐书》赞为"世宝"。《外台秘要》全书 40 卷，共分 1 140 门（据今本核实为 1 048 门，或有散失），包括内科病、五官病、外科病、二阴病、妇人病、儿科病、针灸法、外伤等多方面。每门记述，先论后方。其中，理论部分以巢元方《诸病源候论》为主，医方部分则选《千金要方》最多。其余所选各书，均注明书名卷第，使后人借此得以窥睹晋唐间许多已经散佚方书的内容。

《外台秘要》具有很高的文献价值。书中整理和保存了大量的古代医学文献，如《小品方》《深师方》《崔氏方》等不少今已亡佚方书的内容；搜集、整理并推广大量的民间单、验方，书中最早记述"消渴者……每发即小便至甜"，同时系统记述了治疗白内障的"金针拨障术"，有"一针之后，豁若开云而见白日"之功效；记述了某些中药的特异疗效，如常山、蜀漆（常山苗）治疗疟疾，又如用动物肝脏治疗夜盲症（雀目）已经不限于青羊肝一种，而牛肝、猪肝等亦被采用，治疗颈瘿则用海藻、昆布等。书中还首次记载了用观察小便法以鉴别诊断黄疸病之轻重、进退，汇集了唐以前的多种疗法，如灸、熏咳、吹、蒸等，以及多种切实可行的急救法。

第二节　中医学的发展

由晋到唐的 600 多年间，中医各科发展迅速，开辟了临证医学发展的新时期。病证分类的进步、各科专著的陆续出现、太医署分科教学的确立，是这一趋向的鲜明标志。专科医学初具规模，构成了这一时期临证医学发展的主要特征。

一、针灸

魏晋的皇甫谧对针灸学进行了首次大总结，写成了我国现存最早、并以原本形式传世的第一部专著《针灸甲乙经》。唐代还出现了彩色经络穴位图和独立成科的针灸教学，这些都标志着这一时期针灸学的显著发展。

《针灸甲乙经》共 12 卷，128 篇，内容丰富，叙述系统，理论完备，包括脏腑、经络、腧穴、病机、诊断、治疗、禁忌等多方面内容。主要有以下成就：

1. 系统整理了人体腧穴，共厘定腧穴 349 个，其中双穴 300 个，单穴 49 个，比《内经》增加 189 个穴位。确定了这些穴位的名称、部位及取穴方法。

2. 提出了分部划线布穴的排列穴位方法，将人体的腧穴，按头、面、项、肩、胸、背腹、四肢等体表部位，划分为排列穴位的 35 条线路，方便临床应用。

3. 阐明针灸操作方法和针灸禁忌。详述了九针的形状、长度和作用、针刺手法及补泻的方法、针刺深度与灸的壮数。强调取穴要准确，因人、因病制订具体的治疗方案。掌握针刺的时机，并提出了禁针穴 8 个，不宜深刺穴 4 个，禁灸穴 31 个等。

4. 总结了临床针灸的治疗经验，按病论穴。书中记载了内、外、妇、儿等科的多种疾病的病因、病机、证候及腧穴、主治，总结了晋以前的针灸治疗经验。书中依病论穴，针对临床的 200 余种疾病证候，提出腧穴治疗 500 余条，如"顶上痛，风头重，目如脱，不可左右顾，百会主之"。

《针灸甲乙经》的重要成就，对后世影响很大。它既保存了大量的古代医学文献，晋以前业已亡佚的针灸文献，多赖此书而存其精要，又为后世针灸学的发展，提出和建立了规范。唐太医署取此书为教习课本，宋、明、清的重要针灸著作，无不参考遵循《针灸甲乙经》编成。在日本、朝鲜，均被列为学习中医学的必修教材。因此，《针灸甲乙经》不仅成为中医学宝库中的珍藏，而且由此建立了较完整的针灸理论体系，是我国第一部系统性较强，理论、经验咸备的针灸学专书。

二、外科

中医外科远在周朝时期已独立成科。当时四科之一的"疡医"相当于外科，故后世外科医生常称"疡医"，外科也叫"疡科"。目前所见最早的外科专书为《刘涓子鬼遗方》。

《刘涓子鬼遗方》又称《神仙遗论》，原书 10 卷，均已散佚，现今保留的是宋刻版的 5 卷。书中记载了痈疽、疮疖、疥癣、瘰疬等外科疾病，尤其对痈疽的病因病机、诊断、治疗进行了详细论述，因此原书又名《痈疽方》。值得一提的是，书中记载的治疗方法包括了内外治法处方 140 余首，外科穿刺、切开、引流及针灸等方法。书中所载外科疾病的内外结合治疗方法，为后世外科疾病"消托补"的治疗准则奠定了基础。在晋代，已经有摘除目瘤的记载，《晋书》载："初，帝目有瘤疾，使医割之。"《晋书》中还记载了唇腭裂的修复术，这是最早的整容外科记录。南梁御医姚僧垣在其《集验方》中不仅将肿瘤分为"肉瘤""石瘤"和"血瘤"等类，而且在治疗上，强调切开排脓以及排脓常用引流条的必要性，其治疗方法承袭了刘涓子的外科治疗思想。

隋唐时期《诸病源候论》和《千金要方》等书中，对外科病的认识和处理，也都做了进一步的研究和探索，并取得了一些新成就。《诸病源候论》提及的肠吻合术、血管结扎术和创伤异物清除等，都清楚地表明当时我国外科学已开始进入专科发展的新阶段。《千金要方》中更对丹毒、瘰疬、带状疱疹、阴疮等许多外科病，做了详细观察与描述。特别是唐太医署设置"疮肿"专业，培养专业外科医生，这对中医外科的继续发展十分有利。

三、伤科

晋代葛洪的《肘后救卒方》《抱朴子》最早论述了开放性创口感染的毒气说，并对骨折、脱臼的整复手法和小夹板局部固定法（下颌关节脱位的复位方法，并创用了竹片作为大小夹板的外固定法）、危重创伤的致死部位及抢救方法等做了介绍，从而为中医骨科的形成和发展奠定了基础。其后，《小品方》《深师方》《刘涓子鬼遗方》《备急千金要方》等，都有关于骨伤科经验方药的记载。如《千金要方》在"治折骨损方"首次记载了大麻根的止痛方法，这是有关正骨止痛的较早记载。该书还明确指出，附骨疽（骨关节结核）易侵蚀大关节，成人以髋膝为多，小儿则以脊柱多见。这一认识十分珍贵，已与现代认识基本一致。

唐代成书的《仙授理伤续断秘方》，这是我国现存的第一部骨伤科专著。该书学术思想源于《内经》《难经》的气血学说，并继承了《肘后救卒方》《备急千金要方》《外台秘要》有关骨伤科的经验成就，进而形成了以整复、固定、活动及内外用药为主体的治疗方法，初步奠定了骨伤科辨证、立法、处方与用药的基础，使辨证论治医疗原则得以具体运用于骨伤科领域。其具体成就有：

1. 系统地记述了骨折的治疗。常规包括局部冲洗、诊断、牵引、复位、敷药、夹板固定等 14 个步骤。对开放性骨折，主张用快刀扩大创口，然后再清创、包扎。还介绍了关节脱位的常规方法。

2. 对骨折复位固定，提出了"动静结合"的治则。在保证骨折复位后有效固定的前提下，提倡患肢的适当活动，减少骨折痊愈后后遗症的发生。小夹板局部固定法及固定与活动相结合的治疗原则，给后世留下了深远影响，至今仍具有重要的临床价值和科学意义。

3. 对肩关节脱位，首次采用了简便易行，效果确切的"椅背复位法"。

4. 书中收载 40 余方，有外洗、外敷、内服等多种用法，为后世伤科用药奠定了基础。其一汤、二药、三丸、四丹的用药法，是中医骨伤科用药的范本，具有很高的使用价值。

四、妇产科

西晋王叔和的《脉经》已注意到有些妇女的月经并非一月一行，他将三月一行的称为居经，一年一行的叫避年，并详述了"离经"与"五崩"的某些特征。南齐褚澄的《褚氏遗书》，力倡节欲和晚婚。隋代巢元方的《诸病源候论》载有妇人病 8 卷，总计 283 论，探讨了妇产科多种疾病的病因病机。对月经病（月水不通）、漏下、崩中、带下、阴痛、阴疮、阻挺等的病因、症状，阐述尤详。唐代孙思邈的《备急千金要方》将妇产一门列于卷首，还把妇科做了系统归纳，分成十二经、九痛、七害、五伤、三痼等妇女三十六病；并对妇科常见病，如经水病、子宫病、阴道病等做了合理的区分。《千金翼方》中广泛论述了赤白带下、崩中漏下、求子种子等多方面内容，尤重视孕妇之卫生。

《经效产宝》是我国现存较早的妇产科专书，可惜已散佚。上卷为经闭、带下及妊娠各方，中卷言坐月、难产，下卷论产后各证。

五、儿科

《诸病源候论》中有专门的"小儿杂病"标目，有 6 卷专门论述小儿诸病的病因与证候，是隋代对小儿病所作的一次全面论述。《千金要方》强调"夫生民之道，莫不以养小为大，若无于小，卒不成其大"，在妇科病之后即述小儿病，可见其重要性。该书把儿科病分作序例、初生、惊痫、客忤（因惊吓所致，状如惊痫）、伤寒、咳嗽、杂病等 9 门，所收儿科用方已达 322 首，从而为儿科学趋向专科发展提供了良好基础。书中对初生婴儿的处理、小儿发育程序的观察都相当正确。并就小儿日常生活卫生和护理，如衣着保暖、接触风日、乳母的选择，哺乳的时间、次数、数量等，也做了正确而细致的指导。还具体描述了鹅口疮、腹泻、顿咳（类似百日咳）、小儿急惊及惊厥等小儿病的症状。尤其对鉴别惊厥之轻重和掌握小儿急惊的先兆症状，分别列出 8 条和 20 条观察要点,可见其观察之细,经验之丰富。

《颅囟经》是我国现存最早的儿科专书。全书仅 2 卷,由《永乐大典》中辑复。首论小儿脉法,次列病证,有小儿夜啼、下利、目赤、湿热、惊痫、疟疾、腹痛、火丹(丹毒)等 15 种名目。不仅有叙证说明,且附方药(载方 42 首)以便随证运用。方论中尤对惊痫、火丹的论述最为详尽。该书结合小儿生理特点称"三岁以下,呼为纯阳",最早提出小儿体质属"纯阳"的学说。还确认小儿骨蒸乃营养不良所致,治用鳖甲,则更属创见,对后世儿科医家,影响颇深。

六、按摩科

隋唐两代按摩疗法颇受重视,按摩科作为唐太医署中四大科之一而独立存在,可谓风行一时。据《隋书·百官志》载:"隋太医院有主药二人……按摩博士二人。"《唐六典》载:"唐太医署……并有按摩工五十六人,按摩生十五人"。《新唐书·百官志》亦说当时设有"按摩博士一人,按摩师四人"。按摩疗法最迟在唐代已传往朝鲜和日本,在国外也有一定影响。

七、内科

在当时相继出现的众多医籍中,虽说未见内科专著,但就其内容而言,大多属于以内科疾患为主的著作,故对内科病的论述相当丰富。如晋代《肘后方》计 8 卷,其中 1～4 卷是"脏腑经络,因邪所伤"的"内病"。隋代《诸病源候论》所涉及的内科病有 27 卷,占全书 50 卷的二分之一强,病候多达 784 条。到了唐代,《备急千金要方》计 30 卷,7～21 卷为内科病;《外台秘要》共 40 卷,1～20 卷论述内科病,已占全书卷数的一半。

对脚气病的深刻认识是这一时期内科发展的又一突出成就。孙思邈的《千金翼方》中即对脚气病分为"肿""脚气攻心"等类型,指出用谷白皮煮汤入粥内可预防此病,还采用猪肝、赤小豆、苡仁、乌豆、大豆等治疗本病。现代研究证明,这些物品中多含有丰富的维生素 B。陈藏器在著作中不仅详细描述了脚气病的临床表现,还指出久食精白米是发生脚气病的原因。

第三节　医学教育和医事制度

一、医学教育

随着医药学的发展与进步,魏晋南北朝时期开始出现由政府举办的医学教育机构。南朝宋元嘉二十年(443 年)奏置医学教育一事,则是政府创办医学教育最早的明确记载。隋朝建立太医署,内设太医令、丞、医监、医正、主药、医师、药园师、医博士、助教、按摩博士、咒禁博士等职，由此可见医学教育与医政建设的发展。

公元 624 年，唐代承袭隋制，在京都长安设太医署，由行政、教学、医疗、药工四部分人员组成，具有医学教育和医疗多重职能。医学教育又分医学和药学两部。内设太医令、丞、府、史、医监、医正、掌固等管理行政教务；教授、助教、师、主药、工等从事教学。太医署的医学教育分为 4 科，计有医科、针科、按摩科和咒禁科。其中医科又细分为 5 个专科，计有体疗、少小、疮肿、耳目口齿和角法。不同专科规定有不同的学制，分别为体疗 7 年、少小 5 年、疮肿 5 年、耳目口齿 4 年、角法 3 年。

太医署的课程设置和学业教育方法也很有特点。既强调医学基础课程教学，如共同学习《素问》《本经》《脉经》《针灸甲乙经》等；又注重不同专业的课程教学，如针科兼习《流注（针经）》《偃侧》等图，《赤乌》《神针》等经；按摩科兼习"熊经鸟伸，延年之术"等。此外，还规定要临床实习，药园认药、辨药。

太医署有较严格的考核制度。"其考试登用，如国子监之法"，月、季、年都要考试，以评核成绩。"若业术过于见任官者，即听补替，其在学九年无成者，皆退从本色。"奖罚分明，有利于人才的选拔。

唐代除在首府设有太医署外，各州、府也建有地方性医学校，甚则在诸县设人管理"医药陈设之事"，表明唐政府对医学教育的重视。

二、医事制度

两晋南北朝医政制度基本承袭汉魏，置太医令、丞等职。北周设置更细，有太医下大夫、小医下大夫、疡医上士、疡医中士、疡医下士、医正上士、医正中士、医正下士、食医下士、主药下士，均属于天官；兽医上士、兽医下士，属夏官。不仅已分为太医、小医、疡医、医正、食医、主药、兽医等七类，而且形成等级制，这对医绩考核管理和提高业务水平大有裨益。

隋朝时期，除改周之六官外，其制度多依前代之法。唐代多承袭隋代，主要建有 3 个系统，一是为帝王服务的尚药局，二是为太子服务的药藏局，三是为百官医疗兼教育机构服务的太医署和地方医疗机构。

唐代尚药局属殿中省，有尚药奉御、直长、侍御医、主药、药童、司医、医佐、按摩师、咒禁师、合口脂匠等。此外，尚食局设有食医。尚药奉御的职责是掌管为帝王合和御药及诊候方脉事，直长为其助理。侍御医的职责为诊候调和，司医协助其分疗众疾，主药、药童掌加工药物，按摩师、咒禁师职同太医，食医掌膳食四时五味配合之宜。

药藏局是东宫官属下的机构，属门下坊管理，专为太子服务。唐代设有药藏郎、丞、侍医、典药、药童、掌固、书令史、书吏等。药藏郎掌合和医药，丞为之助理。皇太子有疾，由侍医诊候议方，典药、药童修合医药。此外，太子内宫中还有掌医主医药，治疗东宫宫人之疾；另置有典医丞管理医事。

太医署属太常寺，为国家医疗机构，亦是医学教学机构。隋朝由太医令掌医疗，丞为其助理。医师、医正、医工的主要职责为诊疗疾病，诸博士及助教除医疗外，还兼教授医学生。唐太医署继承隋制，设太医令、丞、医监、医正等，并置医、针、按摩、咒禁四科，每科均有博士、助教教授学生，并有医工、医师辅助教学。

隋唐时期，地方医事制度也有建树。京兆、河南、太原等府、州、县，设医学博士，既以"百药救民疾病"，又在助教协助下教授学生；医学生还有在州境内巡回医疗的任务。

第四节　卫生健康观念

一、饮食养生观

魏晋时期政治黑暗、社会动荡，士人纷纷远离政治，用消极的思想表达自己对时代的不满。这一时期盛行"服散"。

"服散"，即服用寒食散，由紫石英、白石英、赤石脂、钟乳石、硫黄等五种矿石组成，又称五石散。因其性燥烈，服后需吃冷食调和名寒食散。一方面文人贵族期望通过服用寒食散达到长生不老的目的；另一方面其神经中毒产生幻觉后，文人们的放荡行为可以让人逃避现实，为之上瘾。但是，寒食散有剧毒，长久服用非但没有长生不老功效，还使人中毒严重，变生各种疾病。医家们探索解毒的方法，其中最具代表的是皇甫谧。皇甫谧是服散之人，散发后自己调治而愈，调治方法在其《寒食散论》中记载详尽。

"服散"之风盛行约300年后开始衰落，其根本原因则在于"寒食散"药性酷烈，"将息至难"，"服散"造成的一系列特殊病症引起了社会警觉。唐代服"五石散"者已不多见，人们多单服钟乳石、白石英、紫石英等强身延年，服石的历史呈现出一大转折。

魏晋南北朝时期，饮茶之风盛行，世家贵族将茶作为保健养生的上等饮料，因此茶叶具有药饮两用。唐代时期，饮茶的风气已经颇为盛行，无论上层贵族还是民间百姓，饮茶之风都大为流行。茶圣陆羽总结唐代和唐以前有关茶叶的科学知识和实践经验，撰写成《茶经》。除在《茶经》中全面叙述茶区分布和对茶叶品质高下的评价外，有许多名茶首先被他所发现。因此，此书一问世，即为历代人所喜爱，盛赞他为茶业的盛行开创了局面。

这一时期，医家养生注重饮食调养，葛洪的《抱朴子内篇》、陶弘景的《养性延命录》中都谈到重视饮食的保健，即早期的食品营养学。食疗学在隋唐时期得到进一步发展，孙思邈的《千金要方》中有 59 首服食方，主要针对老年人生理病理而设，如茯苓酥方、杏仁酥方等迄今流传于世。

二、精神调摄养生观

内修的同时，人们也注重外养。这一时期人们受道家思想影响，提出许多精神调摄之法。

葛洪在《抱朴子内篇》中总结了前人的养生经验和方法，指出养生应在无病、年轻之时就开始，并提出"养生以不伤本"的观点，不伤即养。东晋的张湛提出著名的"养生十要"："一曰啬神，二曰爱气，三曰养形，四曰导引，五曰言语，六曰饮食，七曰房室，八曰反俗，九曰医药，十曰禁忌。"陶弘景自幼仰慕葛洪，有学道养生之志。他收集了前代如彭祖、张湛、胡昭、封君达等养生家有关养生的论述，结合自己的体会，编辑而成《养性延命录》，其内容包括饮食起居、精神摄养、服气疗病、导引按摩、药物补益等内容，认为人之寿夭不在天，善养生者长寿，指出"养生之法，但莫伤之"，切忌劳逸、饮食、房事等过度。另著《真诰》，亦有药物、导引、按摩等养生法，其中《真诰·协昌期》介绍了摩面、拭目、挽项、叩齿、咽津、栉发等头面按摩术，简便易行，一直为后世养生家所继承、沿用。

唐代医学大家孙思邈在养生学方面亦成就卓越。《千金要方》中，就有精神调摄、饮食调养、导引按摩、服食补益等各种养生学论述，如"养性者，不但饵药餐霞，其在兼于百行，百行周备，虽绝药饵，足以遐年。"他强调多种养生方法兼行，并介绍了"天竺国按摩法""老子按摩法""黄帝内视法"以及"禅观法"等养生功法；重视把养生与老年病防治相结合，提出养老必须劳逸结合、适度，性情豁达、舒畅，住房紧固、防风。

第五章

宋金元时期
——中医学的兴盛发展

第一节 药物学的发展

宋代政府很重视本草的修订,多次整理了前代的本草文献,总结了当时全国药物调查成果和临证方药的新经验,在药物辨识、采集、栽培、炮炙、应用以及药政管理等方面都取得了卓越的成就,在同时期世界药物学领域占领先地位,对后世本草学、方剂学的发展产生了深远影响。

《开宝本草》是宋代最早由政府主持校订的本草著作。开宝六年(公元973年),宋廷诏令刘翰和马志及其他翰林医官共九人重修本草,定名为《开宝新详定本草》。次年(公元974年)又经翰林学士李昉及集贤院修撰王佑、扈蒙等重新校勘,共20卷,定名为《开宝重定本草》,简称《开宝本草》,共载新旧药物983种,较《新修本草》增补133种,而且改进了分类法,修正了前人在分类方法上的错误。全书编写体例较严密,对宋以前本草文献的整理做出了贡献。

1058年,宋政府曾向全国征集各州郡所产药材标本及实物图谱,这又是一次全国规模的药物大普查,是世界药学史上的壮举之一。收集的资料由苏颂整理,于1061年编写成《本草图经》20卷,另有目录1卷。载药780种,其中新增民间草药103种,并在635种药名下绘制药图938幅。这是我国药学史上第一部由政府编绘成的刻版药物图谱。

除了政府组织编纂的本草外,宋代个人编著的本草较多。其中突出的代表作是唐慎微的《经史证类备急本草》(简称《证类本草》)。《证类本草》由唐慎微以《嘉祐本草》和《本草图经》为基础,广泛收集民间和历代文献上有关药物的记载而撰,成为了宋代最著名的药物学著作。全书32卷,载药1 158种。新增药物476种,如灵砂、桑牛等皆为首次载入。每药均有附图,查阅时有按图索骥之便。在药物主治等方面,详加阐述与考证。每药还附以制法,为后世提供了药物炮炙资料。

《证类本草》之后,一些关于药理、药性、食疗的著作相继出现,这是宋代药物学重大成就的另一标志。1116年,寇宗奭著《本草衍义》20卷,这是宋代又一部较突出的本草学著作。对于辨认药物的优劣真伪、常用调查和试验方法来证实旧说之是非，对药物的性味、效验、真伪、鉴别等，都做了相当的论述和发明。张元素的《珍珠囊》辨药性之气味、阴阳薄厚、升降浮沉、补泻、六气、十二经及随证用药之法，特别是对药物归经、引经学说和脏腑标本用药的讨论，为后世所遵循。后李东垣撰《用药法象》，进一步阐述和发扬了《珍珠囊》。朱震亨著《本草衍义补遗》，是发挥和补充了《本草衍义》。王好古的《汤液本草》，是在《珍珠囊》和《用药法象》的基础上，充实了张机、成无己等各派学说。该书对法象药理，各病主治药、用法等，以及238味常用药做了系统的论述。元代忽思慧《饮膳正要》是一部论述食物营养、饮食卫生和食物疗法的专书。

第二节　中医学的成就

一、中医理论的丰富

宋元时期，医学理论有了较大的发展，主要表现在诊断学、病因学、解剖学方面。

（一）诊断学方面

这一时期中医诊断理论与临床有许多新的发展。主要是脉诊以四脉为纲学术体系系统化和脉图、舌图的创新。

南宋崔嘉彦撰《崔氏脉诀》(1189年)亦称《崔真人脉诀》《紫虚脉诀》，认为"但以浮沉迟数为宗，风气冷热主病"，对《脉经》的24脉加以论述，精炼了脉学，体现了"由博返约"的发展特点。因该书为四言歌诀，流传较广，为历代医家所重视。明代李时珍又将其辑入《濒湖脉学》中。刘开于1241年撰写《脉诀》，将七表八里九道脉法，总括为浮、沉、迟、数四类，分别隶于寸、关、尺三部主病，予以概述，亦别具一格。

南宋施发撰《察病指南》(1241年)，内容以脉诊为主，尚有听声、察色、考味等诊法，为现存较早的诊断学专著。书中脉象沿用"七表八里九道"24脉分类法。其创制了33种脉象图，以图示脉，别开生面。这种描绘脉形的尝试是可贵的科学探索。

元代滑寿撰《诊家枢要》(1359年)，首论脉象大旨及辨脉法，颇多创见。继则简析了30种脉象，比《脉经》所列脉象有所增加。

舌诊方面，元代敖氏著《金镜录》，内容主要讨论伤寒的舌诊，列舌象图12幅。后来杜本认为12幅图不能概括伤寒的所有舌象，又增补了24图，合为36种彩色图谱，取名《敖氏伤寒金镜录》(1341年)，其中24图专论舌苔，4图论舌质，8图兼论舌苔和舌质。这是我国现存最早的图文并茂的舌诊专书。

书中绘制各种有病的舌色，如白苔、黑苔、干裂舌等图，论述每种病理舌苔所主证候及治法，使舌诊进一步理论化、系统化。

（二）病因学方面

南宋陈言于 1174 年撰成《三因极一病证方论》15 卷。本书的特点是以三因立论，把复杂的疾病按病因分为内因七情（喜、怒、忧、思、悲、恐、惊），外因六淫（风、寒、暑、湿、燥、热），不内外因（如饮食饥饱、虫兽所伤、跌损金疮等）三大类。每类有论有方，汇集医方 1 500 余首，不少为宋以前文献所未见。他概括的致病原因比较具体，而且范围也较全面，更符合临床实践，易于掌握，是病因学发展的一个进步。

（三）解剖学方面

宋仁宗庆历年间，由州史吴简主持，对欧希范等 56 名犯人进行了尸体解剖，不仅记录了解剖结果，而且命画工宋景绘制编绘了《欧希范五脏图》。这是已知世界最早的人体解剖学图谱。内容主要是人体内脏图谱，也有一些病理论述。

宋徽宗崇宁年间，泗州处死犯人时，郡守李成遣医并令画工剖腹观察，绘成图画。经太医杨介整理校正成《存真环中图》，简称为《存真图》。图中记载了人体内脏和十二经脉图，原图著虽佚，但从宋代朱肱的《内外二景图》、明代高武的《针灸聚英》和杨继洲的《针灸大成》中可见到其部分图谱。元代学者孙焕于 1273 年重刊的《玄门内照图》一书中也保存了不少《存真图》中的珍贵资料，如《肺侧图》（胸部内脏右侧图）、《心气图》（右侧胸腹腔主要血管关系图）等。

二、法医学的形成

我国早有关于法医检验的记载，如《礼记·月令》载瞻伤、察创、视折、审断等就是法医学的萌芽。五代时，和凝父子撰《疑狱集》一书，集录历代司法判狱案。其中有不少法医学鉴定内容，对国内外法医学的发展有一定影响。

宋代法医学著作，最初有佚名的《内恕录》。南宋时期，有郑克的《折狱龟鉴》、桂万荣撰《棠阴比事》。后有最早的尸图《检验格目》与《检验正背人形图》问世，标志着法医学日益走向规范化。但真正具有重大价值，并且影响国内外的法医学专著，则为宋慈的《洗冤集录》（1247 年），共 5 卷。该书总结了宋慈三次出任刑狱官的执法经验，是我国现存的第一部系统的司法检验专书。书中记载了尸体现场检查方法；对各种机械性死伤原因的鉴别，着重于区别或鉴定其为何凶器所伤，是生前伤还是死后伤，是自杀还是他杀；论述了各种毒品、急救与解毒方法。书中所论部分内容具有相当的科学价值和实用意义，比国外最早系统的法医学著作早 350 年。

三、学术争鸣

刘完素主要的学术思想是"火热论"，强调火热在致病中的重要性；在治疗上善用寒凉之剂，故后世称为"寒凉派"。刘氏提出"六气皆从火化"说，认为火热病机是六气病机的中心。在对内伤七情致病的研究中，他认为五志过极可以引起内伤火热病变，火热亦往往是导致情志病变的主要原因，因此提出"五志过极，皆为热甚"说，从而指明了火热为病的多发性、普遍性、复杂性和重要性。他又根据北方人体质和热病流行的特点，总结治疗经验，指出论治外感热病主要分表里两纲。治疗火热表证首倡辛凉解表，寒温并用，表里双解，创制防风通圣散、双解散等方，或表里双清，或清里和表，或清利发散，或涤尽余热，突破了仲景辛温发散、先表后里的成规，为后世医家发明辛凉方治铺平了道路。治疗火热里证着重清泄解毒，创制三一承气汤，扩大了下法范围，对后世攻下逐邪多有启迪。刘完素著有《素问玄机原病式》2卷、《宣明论方》15卷，内容可靠且价值较大。

刘完素虽以治疗火热疾病著称，善用寒凉药物，后世称之为"寒凉派"，但其临证并非一味寒凉，强调辨证施治，因病治宜。

张从正著有《儒门事亲》15卷。主要的学术思想是"攻邪论"，临床治疗善用汗、下、吐三法攻邪治病，故后世称为"攻邪派"。张从正尊奉刘完素学说，反对滥用温燥，理论上提倡攻邪，临床善于攻下，因此又被后世称为"攻下派"。他首重邪气，强调疾病的发生是由于邪气侵入人体后引起的。对于邪气的由来，张从正认为天地各有六气，人有六味，该六气六味皆能成为邪气，使人体的上、中、下三部发病。但是邪气作用于机体，导致疾病形成后，决定病情轻重、预后好坏、病程长短等转归顺逆的，则在于邪气的盛衰。因此张从正写下了"凡在上者皆可吐式""凡在表者皆可汗式""凡在下者皆可下式"三个篇章，在这些篇章中，张氏详述了汗、吐、下三法的理、法、方、药。

张从正倡导攻邪，但并非无补，而是先攻后补，寓补于攻。他还十分重视社会环境、精神因素的致病作用，擅长心理疗法，在《儒门事亲》中载有不少这类有趣的医案。

李杲主要著作有《脾胃论》《内外伤辨惑论》《兰室秘藏》等，《脾胃论》为其代表著作。李杲主要的学术思想是脾胃内伤学说，强调脾胃对人体生命活动的重要作用以及脾胃受损对其他脏腑的影响；在治疗上善用甘温之剂调理脾胃，升提中气，故后世称之为"补土派"。

首先，他将内科疾病区分为外感与内伤两大类，在对内伤病的研究中，李杲认为内伤病的形成主要是元气不足所致，而元气之所以不足，实由脾胃损伤所引起。他确立了"内伤脾胃，百病由生"的学术中心思想。内伤脾胃的原因，归纳为三个方面：饮食不节、劳役过度和精神刺激。这三个方面的因素常常交织在一起，而精神因素又起着先导作用。在治疗上，李杲力主补益脾胃，采取一套以升举中气为主的方法，也就是分别补益上、中、下三焦元气。"补中益气汤"是他的代表方剂，以此治疗内伤气虚发热患者，称为"甘温除大热"之法。治肺弱表虚证，用"升阳益胃汤"；治肾阳虚损，用"沉香温胃丸"。

李杲还十分注重外感与内伤病的鉴别，详细论述了两者的鉴别要领。

朱震亨主要著作有《格致余论》《局方发挥》《本草衍义补遗》《伤寒辨疑》《外科辨要新论》等，其中前二书最为著名。朱震亨学术思想的基本点是"相火论"与"阳常有余阴常不足"的学说。朱震亨认为相火有"常"有"变"，相火常动，人体生机不息；相火妄动，则伤残元气，煎熬真阴，阴虚则病，阴绝则死。他还认为，人之动静阴阳，动多静少；人之生长衰老，阴精难成易亏；人之情欲无涯，相火易夺阴精。因此，相火妄动是阳有余阴不足的根本原因，阳有余阴不足又是疾病和早衰的重要原因，所以避免相火妄动、避免阳有余阴不足是预防疾病和早衰的关键。故在临证治疗上，他提出"实火可泻""虚火可补"的原则，提倡滋阴降火法，创制大补阴丸等方剂，滋养人体不足之阴精，清降人体亢动相火。明清医家治疗温病的养阴、救津、填精等治法均是在其思想影响下发展而来，故人称朱震亨为"滋阴派"。

第三节　医疗设施的进步

一、开设国家药局

1069 年，政府推行王安石新法，药物购销由国家管理。1076 年，宋政府在京都汴梁开设了中国医学史上第一所以制作和出售成药为主的官办药局"太医局熟药所"，亦名"卖药所"，很大程度上方便了患者，且获利甚多，故发展迅速。到 1103 年，已增至 7 所。其中 5 所仍名"熟药所"，2 所则称为"修合药所"。1114 年，前者更名为"医药惠民局"，后者改称为"医药和剂局"。其时，药局除在京都有发展外，并逐渐推广到全国各地乃至边疆镇寨。1130 年，南宋政府在临安重新建立药局 5 所，12 年后改名为"太平惠民局"。不久，四川、淮东、淮西、襄阳等地相继建立药局，并延续至元代。由于药局制作和销售的成药具有服用方便、便于携带、宜于保存和较为有效等特点，深受欢迎。尤其在天灾疾疫、兵荒战乱之时，成药的应用更为广泛。

宋代官办药局在当时不仅已有一定规模，而且其组织结构和规章制度也较完善。局内置有各级官员，对成药的制作和出售进行监督。药材的收购和检验有专人管理，规定所购药材必须保证质量，库存药材中的霉烂变质者，必须立即处理。药局还制定有若干制度，如保证昼夜售药，如因失职影响患者购药者，予"杖一百"的处罚。为了丰富成药的品种和提高药物疗效，药局除派遣专人征收民间有效单方、验方外，还设专人从事药物炮制的研究，使宋代成药的研制达到空前水平。当然，限于历史的局限，药局不可避免地存在许多弊端。尤自南宋以后，由于药局的官吏营私舞弊，逐渐把药局变成贪官污吏争逐的场所。但宋代官办药局在医学史上的作用和地位，应予以充分肯定。

宋政府还曾设有专供帝王用药的"御药院"，专职药政的机构"尚药局"。元代则设"广惠司"为药政机构。

二、发展医学教育

宋代重视医药人才的培养，医学教育比唐代更有发展。北宋初年，政府在太常寺下设立太医署（992 年改称太医局）。至 1060 年，太医局已不兼有医政职能，并在招生、考试、学科设置方面有所改革。自王安石变法后，医学校的社会地位得到进一步提高。从 1076 年起，太医局便从太常寺中分离出来，成为一个独立的医学教育机构，著名的"三舍法"也被推广到医学教育中。为保证教育质量，特设提举（校长）1 人，判局（副校长）2 人，并规定判局应由"知医事者为之"，还在每科设教授 1 人。到 1103 年，医学校更被置于国子监的管辖之下，其行政组织、学生待遇一概"仿太学立法"，从而使医学校第一次被纳入国家官学系统。

课程除最初的《素问》《难经》《诸病源候论》《太平圣惠方》外，增加《神农本草经》《备急千金要方》《千金翼方》《脉经》《伤寒论》《针灸甲乙经》《龙木论》等。学校以择优为原则，建立"升舍"制度。按考试成绩把学生分成"外舍""内舍""上舍"三个等级，成绩合格者，可逐级递升，特别优秀者则可越级。在考试形式上，采取公试和私试相结合的方法，即每月一次私试，每年一次公试，而且对考试内容也做了较详细的规定。为提高学生的实际治病能力，太医局为每个学生建立医疗档案，轮流为太学、武学、律学、算学、艺学等学生和各营将士治病。对成绩优秀者，还给予一定的物质奖励。这种注重临床实践和奖惩的制度，在很大程度上促进了医学教育的发展。除中央太医局外，1061 年后地方医学也渐兴起。各州郡都置医学博士教习医书，其规章也多循太医局。1104 年，地方医学已普遍设立，以现存官员中精通医术与文章者，兼任医学教师。1115 年，各州县医学又分斋教养，并设立医学贡额，使地方医学更有发展。

金代医学教育仿宋制，设有 10 科，太医考试 3 年一次，成绩优秀者可任职。元代对医学教育相当重视，从 1262 年起，在各地建立医学校。1273 年，设有专门管理医学教育的医学提举司，凡各地医生的考核、选拔，医书的编审，药材的辨验都属其职责范围。元代医学校有 13 科，后合并为 10 科，其中较突出的是出现了正骨科。为保证较高的教育质量，元代不仅注重对学生的严格考核，对各级教师也同样实行考核奖励制。这些措施的实施，为元代医学教育的发展奠定了基础。

第六章

明清时期
——中医学的循进发展

第一节　传统医学的成熟与昌盛

一、中医药理论的充分发展

由于考据学在明清时期盛行，在借鉴宋代考订古籍的基础上，清代也开始整理和校勘古籍，对古书考订和辨伪，还进行了辑佚古书的工作，仅从《永乐大典》中辑出已佚古籍即达三百余种。因此，它对医药学的深入研究，对古医籍的整理、考订和辑佚也产生较大影响。中医理论著作多以对《内经》《伤寒论》的注释发挥为主要形式。

明清时期统治阶级为了维护政权，理学仍占支配地位。明末清初，王夫之、黄宗羲、顾炎武等思想家，提倡"经世致用"，反对空谈。王夫之明确提出"尽天地之间，无不是气"和"天地之德不易，天地之化日新"的进化论思想。清代戴震进一步提出"天地之气化，流行不已，生生不息。"认为气是宇宙的物质基础，并肯定人们的感觉来源于物质世界而不是主观的想象。这些唯物主义观点以及讲求实际的学风，有助于自然科学和医药学的健康发展。

二、医事制度

明清时期医事制度有所突破，在中央和地方均设立医疗机构，医师的选拔也有专门的考核机制。

（一）中央医疗机构

明清两代均设有太医院，只是医官设置名称不同。太医院即国家医药行政管理机构，也是皇室医疗机构。太医院职能范围有国家医学教育、医学人才考试选拔、祭祀名医、医官的任免与派遣等功能，奉旨诊视皇族大臣疾病的任务。清太医院医官俱为汉人，乾隆五十八年（1793年），特置满大臣一人，管理院务。

明代太医院分为13科，即大方脉、妇人、伤寒、小方脉、针灸、口齿、咽喉、眼、疮疡、接骨、金镞、祝由、按摩。明太医院要求御医各专一种，每科由一到数名御医或吏目掌管，下属有医士或医生。

清代医学分科呈合并递减的趋势。顺治年间医学分 11 科，比明代少金镞、祝由、按摩三科，增加痘疹，接骨更名为正骨。嘉庆二年（1797 年），痘疹并入小方脉科，口齿、咽喉合为一，为 9 科，嘉庆九年（1804 年）奉旨将正骨科划归上驷院蒙古医生兼充。道光三年取缔针灸科，成为 7 科。同治五年（1866 年）又减为 5 科，即大方脉科（将伤寒、妇人科并入）、小方脉科、外科（即疮疡科）、眼科、口齿咽喉科等 5 科。就现代角度来讲，清代科目的合并、取消，不尽合理。

（二）地方医疗机构

明代府、州、县均设专职医生，府设医学正科 1 人，州设典科 1 人，县设训科 1 人，负责辖区的医药卫生行政和医学教育。

（三）医学考试

每年分四季考试，3 年大考一次。考试合格者一等定为医士，二等为医生，还要继续学习医学专科并参加考试，依成绩任职和决定待遇。不及格者可学习 1 年补考，3 次不及格者，黜免为民。

除考试外，明代还有外访保举医士制度，以补充太医院，也是保证太医院医官质量的一项重要措施。基于此政策，明代很多名医都曾举荐到太医院。

第二节　医学的创新趋势

一、传染学的发展与新探索

明清时期，温病学说发展到成熟阶段，出现了一批研究温病的医学家，其中以吴有性、叶天士、薛生白、吴鞠通、王孟英的贡献最为突出。通过他们的医疗实践和医案论著，可以看出当时温病学已发展成的完整理论体系。

吴有性，字又可，著《温疫论》，创立"戾气"学说，对疫病病因提出了伟大创见。"戾气"学说的要点可归纳为：①明确提出戾气是温疫的病因。②提出戾气侵入人体是"邪从口鼻而入"，而是否致病则决定于戾气的量、毒力与人体的抵抗力。③戾气具有多样性，致病具有特异性。

叶桂，字天士，号香岩，他著成的《温热论》，是有关温热病的理论与经验的总结。书中对温热病的病因、传变、辨证治疗都做了系统的论述：一是阐明了温病的发生、发展规律，即"温邪上受，首先犯肺，逆传心包。"二是创立了"卫气营血"辨证论治纲领。三是制订了温病的治疗大法，指出"在卫汗之可也，到气才可清气，入营犹可透热转气，如犀角、元参，羚羊角等物；入血就恐耗血动血,直须凉血散血,如生地、丹皮、阿胶、赤芍等物。"

薛雪,字生白,号一瓢,代表著作是《医经原旨》和《湿热条辨》。《湿热条辨》是中国医学史上第一部专论湿热病的著作。其主要内容:一是阐述了湿热病的病因病机;二是提出了湿热病感邪途径与伤寒迥异;三是阐述了湿热合邪的特殊性,"热得湿而愈炽,湿得热而愈横";还提出湿热病的辨证论治要领与治疗法则。薛雪治疗湿热病,善用利气化湿之法,用药以轻灵见长,注重余邪的清理和胃阴的养护。

吴瑭,字鞠通,著《温病条辨》。他首先指出温病有九,温疫只是九种温病之一,具有强烈的传染性,而其他八种温病则可从季节及疾病表现上加以区分。其次指出温病的发展过程中有上焦、中焦、下焦之不同。其传变由上及下,"温病由口鼻而入,鼻气通于肺,口气通于胃,肺病逆传,则为心包。上焦病不治,则传中焦,胃与脾也;中焦病不治,则传下焦,肝与肾也。始上焦,终下焦。"由此决定总的治疗原则是"治上焦如羽,非轻不举;治中焦如衡,非平不安;治下焦如权,非重不沉。"提出在卫用银翘散、桑菊饮,入气服白虎汤、承气汤,在营施以清营汤、清宫汤,入血则饮犀角地黄汤的一系列治疗方剂。

王士雄,字孟英,先后编撰《霍乱论》《温热经纬》。《温热经纬》集温病学说之大成,将温病分为新感与伏气两大类,并强调两者的不同,并就其病源、证候、病机、传变和辨治进行阐述。

据《张氏医通》及《医宗金鉴》记载,当时人痘接种法共有以下4种:

1. 痘衣法 将天花患儿内衣让未病者穿上,以冀传染接种,但成功率低。

2. 痘浆法 用棉花蘸取天花患者所出痘疮的浆液,然后将棉花塞入未出天花者的鼻腔内,使其获得免疫力,但传染后症状较重,后被淘汰。

3. 旱苗法 取痊愈期天花患者的痘痂研细,用银管吹入未患者鼻腔内,其法难于掌握,故可靠性不高。

4. 水苗法 将研细痘痂用水调匀,棉花蘸后塞入未患病者鼻腔内,以红线系之,免被吸入或咽下,6个时辰(12h)后取出。

痘浆法、旱苗法和水苗法从应用途径来讲均为鼻苗法,所出之痘,因症状较重,颇多危险。鉴于此,后来把患儿痘痂研粉为"种苗",递相传种,精加选炼,以此减低毒性,更加安全,谓之"熟苗"。据载,当时成功率可达95%。

二、解剖生理学的探索

我国人体解剖学发展缓慢,其中有些错误认识世代相袭。1830年,王清任《医林改错》刊行,纠正了人体脏器记载的某些错误。

王清任在长期行医过程中,发现前人医著中对人体脏器的记载存在着许多错误。他深知医家掌握正确人体脏器知识的重要性,经过多年观察,将实地所见绘成"亲见改正脏腑图"，连同其他医学论述，编写成《医林改错》。

他首先发现了许多过去医书从来没有提到过的重要器官，如卫总管（腹主动脉）、荣管（上腔静脉）、遮食（幽门括约肌）等。其次，他纠正了古人的许多说法，如"肝居于左""脾闻声则动""肺有24孔""尿从粪中渗出"等错误。但因为王清任所观察到的是病死并被狗咬食破坏的内脏结构，所以他也有论述错误之处，如他误认为"心无血"和"头面四肢按之跳动者，皆是气管"。限于当时的历史条件，他对人体结构的认识不可能非常准确，但他追求真理的求实精神，从方法论上突破了长期墨守成规的保守思路，给晚清中医沉闷呆滞的学术空气注入了新的活力。

第七章

中国近现代
——中西医学的交汇、冲突与发展

第一节　中国近现代中医学的发展

一、药物学与方剂学的成就

这个时期，我国药物学与方剂学的发展以修复、编次前代散佚医书为主。

（一）药物学

药物学的成就主要是对《本草经》的考订、辑复，并刊行了前代本草著作，编撰了临证用药参考和药物鉴别等著作。

1844 年顾观光考订《神农本草经》，1942 年刘复重辑《神农古本草经》，这对《神农本草经》的保存与研究具有重要意义。屠道和于 1863 年编著的《本草汇纂》，载药 560 余种，按药性与功效分为 31 类，对临证用药具有参考意义。1927 年曹炳章编著《增订伪药条辨》4 卷，书中涉及药物产地、形态、气味、主治等方面，分析比较了 100 余种药物的优、劣、真、伪等。1937 年刊行了明代官修医书《本草品汇精要》，全书载药 1 815 种，共 42 卷，使药物功用、鉴别研究更加深入。

（二）方剂学

这一时期有关单方、秘方、验方的收集整理居多，先后刊行方书 300 余种。如鲍相璈历经 20 年搜集考订，于 1846 年成书的《验方新编》16 卷。1876 年，梅启照在此基础上，新增为 24 卷重刊。此书打破原方书编撰体系，受到西医思想冲击，按人体部位划分疾病种类，每病附以单方、验方，所用诸方以价廉、易得为标准，但因其收方较杂，故疗效良莠不齐。1865 年，费伯雄著《医方论》4 卷，批评了套用汪昂《医方集解》的盲目性，强调用方应坚持辨证论治原则。此书对提高方剂理论水平起到了积极作用。

近百年间编著的最大方书是 1936 年吴克潜编著的《古今医方集成》。全书收方 1 万余首，采自上古至清代方书 170 余部，简要论述了各方主治、功效、药物组成、用量、用法、峻猛方药的注意事项等，是近代方书之集大成者，保存了许多散佚方书的内容，为现代方剂学的研究奠定了基础。

此外，这一时代汇通中西医学，出现一些汇集中西验方的著作，如丁福保1910年编著而成的《中西医方汇通》，陈继武1916年成书的《中西验方新编》等。

二、临床各科的成就

这一时期，临床各科均有较大发展，著作多为临证经验的总结。

（一）内科

内科学实现了跨越式发展，出现了100余种内科学专著，有综合性专著，也有专病经验总结。综合性内科著作有许半龙的《内科概要》、周禹锡的《内科约编》等。专病论著有张山雷的《中风斠诠》、蔡陆仙的《中风病问答》、秦伯未的《痨病指南》、蔡陆仙的《虚劳病问答》、沈炎南的《肺病临床实验录》、朱振声的《肝胃病》、杨志一的《胃病研究》等。

（二）外伤科

外科专著众多，外科疾病如痈疽、疔疮、瘰疬、梅毒、痔漏及皮肤疾病等均有专著问世，主要有曾懿的《外科纂要》、梁希曾的《疬科全书》、张山雷的《疡科纲要》等，都有一定影响。伤科也有一定发展，对金疮、接骨、正骨等骨伤疾病都有了新的经验。

（三）妇产科

妇产科在这一时期也出现了较多专著，如严鸿志的《女科精华》、恽铁樵的《妇科大略》、时逸人的《中国妇科病学》、陈景岐的《女科入门》等，也都各有见地。

（四）儿科

儿科专著约有100种，其中对儿科四大症的研究最为突出，更有中西融汇的特点，如张节的《痘源论》、朱凤稚的《时痘论》、卜子义等编的《中西痘科合璧》、朱载扬的《麻症集成》、冯汝玖的《惊风辨误三篇》、陈景岐的《七十二种急慢惊风救治法》等。此外，小儿推拿在这一时期蓬勃发展，尤其以山东李德修为代表。

（五）针灸科

针灸学在基础理论和临床经验方面均有较快发展，且呈现中西医汇通的趋势，如承淡安的《中国针灸治疗学》，有若干中西医汇通内容；吴炳耀撰、吴韵桐绘图的《针灸纂要》，除文字外，还有经络腧穴彩图，图后附记穴位的局部解剖，也是中西医汇通的产物。

（六）五官科

这一时期，眼科著作有50余种，同样呈现出中西医汇通的局面。代表性的有陈滋的《中西眼科汇通》，书中介绍了一些罕见眼病、眼科手术及中西眼科名词对照等。

喉科著作有 100 余种，仅关于白喉的书就有近 50 种。著名的有陈葆善的《白喉条辨》，对白喉病源、所中经络、辨脉辨色，手太阴、手少阳、手少阴三经病证治、救误、善后、外治、禁忌等都有论述，内容系统，有一定影响。

此外，还有一些关于齿、耳、鼻的著作，但新内容较少，多为整理前人经验之作。

第二节　中西医的冲突与融汇

随着西医学在我国的发展、中西思潮的碰撞，中、西两种医学在我国如何发展这是客观存在的现实问题。针对这样的问题，医学界出现了不同的态度和主张。

民族虚无主义一概否定中国传统文化，断言医学没有中西之分，只有玄学与科学之别，主张全盘西化。此时，中西医之争带有浓重的政治斗争色彩。

保守主义则拒绝接受一切新事物，认为西医学不适合中国国情，中西医学概念完全不同。这种思想同样成为中医学发展的阻力。

另有一种改良主义思想，认为中西医各有所长，经比较后主张两种学术汇通，并从理论和临证方面提出了一系列中西医学汇通的认识和做法，形成近代具有代表性的学术思潮和医学派别。

主张中西医汇通的代表性医家有唐宗海。他明确提出"中西汇通"，认为中西医原理相通，并不矛盾。朱沛文认为中西医各有是非不能偏主，中西医有可通之点，也有不通之处，应通其可通、存其互异。恽铁樵认为中西医学的基础和特点不同，但他坚信中西医学可以汇通，中西医汇通应以中医为主，同时注重实际效果，既要坚持中医的独立价值，又要肯定西医的理论。

最著名的中西医汇通派医家是张锡纯。他一生从事临床和中西医汇通工作，著有《医学衷中参西录》30 卷，约 80 万字，多次印行，广为流传。该书总结了他多年行医经验，曾创制诸多名方，注重实践，讲求疗效，并结合中西医学理论和临床实践，提出不少独到见解。他认为西医之理已包括在中医理论之内，沟通中西医并非难事。他主张中西药并用，这是他主张汇通的最鲜明的特点，也是他注重实践的体现。他认为中药和西药不应互相抵牾，而应相济为用，不要存疆域之见。

中西医汇通派的努力，在近代医学的发展史上值得肯定。他们的努力客观上维护了中医学在近代的生存发展，但由于当时物质和思想方面的限制，既没有认识到中西医差异的深刻原因和本质，也无力完成汇通的目的。

第八章

中华人民共和国成立以来
——中医学的兴盛发展

第一节 党和国家领导人有关中医药工作的重要指示

中华人民共和国成立后,党和政府从维护人民健康、发展人民卫生事业的角度出发,高度重视中医药的地位和作用,对中医药发展做出了一系列指示。

1949 年,毛泽东在接见全国卫生行政会议代表时指示,"必须很好地团结中医,提高技术,搞好中医工作,发挥中医力量,才能负担起几亿人口的艰巨的卫生工作任务"。随后,在 1950 年第一届全国卫生工作会议上,毛泽东号召:"团结新老中西医各部分医药卫生人员,形成巩固的统一战线,为开展伟大的人民卫生工作而奋斗。"这次会议正式把"团结中西医"作为新中国卫生工作的一项重要方针。

1954 年,毛泽东指出:"重视中医,学习中医,对中医加以研究整理,这将是我们祖国对人类贡献的伟大事业之一。"同年 11 月,中央在批转中央军委党组《关于改进中医工作问题的报告》的批示中指出:"当前最重要的事情是大力号召和组织西医学习中医,鼓励那些具有现代科学知识的西医,采取适当的态度和中医合作,向中医学习,整理祖国医学遗产。只有这样,才能使我国原有的医学知识得到发展并提高到现代科学的水平,也只有这样,才能纠正对中医的武断态度和宗派主义情绪,巩固地建立中西医之间的相互尊重、相互团结的关系。"

1958 年 10 月,毛泽东在《卫生部党组关于西医学中医离职班情况成绩和经验给中央的报告》上作出重要批示,指明:"中国医药学是一个伟大的宝库,应当努力发掘,加以提高。"强调了祖国医学遗产的意义与价值。

1991 年 10 月,江泽民为国际传统医药大会专门题词:"弘扬民族优秀文化,振兴中医中药事业"。

2007 年 10 月,胡锦涛在十七大报告中提出要"坚持中西医并重""扶持中医药和民族医药事业发展"。

2019 年 10 月,习近平对中医药工作作出重要指示指出:中医药学包含着中华民族几千年的健康养生理念及其实践经验,是中华文明的一个瑰宝,凝聚着中国人民和中华民族的博大智慧。新中国成立以来,我国中医药事业取得显著成就,为增进人民健康作出了重要贡献。习近平强调,要遵循中医药发展规律,传承精华,守正创新,加快推进中医药现代化、产业化,坚持中西医并重,推动中医药和西医药相互补充、协调发展,推动中医药事业和产业高质量发展,推动中医药走向世界,充分发挥中医药防病治病的独特优势和作用,为建设健康中国、实现中华民族伟大复兴的中国梦贡献力量。

第二节　党和政府有关中医药工作的方针和政策

中华人民共和国成立后,政府十分关心广大人民群众的健康,也十分关心中医事业的发展。70 多年来,国家为中医事业的健康发展制定了一系列正确、利好的方针和政策。

1950 年召开的第一届全国卫生工作会议,针对当时的卫生工作状况,确定了"面向工农兵""预防为主""团结中西医"的我国卫生工作三大方针。1952 年召开的第二届全国卫生工作会议,增加了"卫生工作与群众运动相结合"作为卫生工作的第四条方针。从此,我国卫生工作以这四项方针为指导,全面发展我国的卫生事业。四项方针体现了我国卫生事业的性质和特点,其中包括了对中医事业的肯定和支持。

1956 年的全国卫生工作会议上,制定了卫生事业的十二年计划,规定了我国医学科学的主要任务,其中就有发扬祖国医学,整理我国古代医学史料的内容。

1978 年 9 月,中央批准了卫生部党组《关于贯彻党的中医政策,解决中医队伍后继乏人问题的报告》,指出要加快发展中医药事业,造就一支热心中西医结合工作的骨干队伍。

1980 年,卫生部制定了"中医、西医、中西医结合三支力量都要发展,长期并存"的方针。

1982 年,第五届全国人民代表大会上,将"发展现代医药和我国传统医药"正式载入《中华人民共和国宪法》。从此,中医事业的发展不仅有了政策支持,更有了法律保证。

1986 年,我国成立了国家中医管理局(现国家中医药管理局),专门管理中医各项事业的发展。从此之后,我国的中医事业呈现出蓬勃繁荣发展的局面。

1991 年,第七届全国人民代表大会四次会议通过《中华人民共和国国民经济和社会发展十年规划和第八个五年计划纲要》,首次提出"中西医并重",并将其列为新时期卫生工作的五大方针之一,给中医和西医赋予了同等重要的独立地位。

2007 年，卫生部、国家中医药管理局提出《关于扶持中医药事业发展的若干政策措施》。2008 年，国务院发布《国务院关于扶持和促进中医药事业发展的若干意见》。2012 年国家中医药管理局印发《中医药标准化中长期发展规划纲要（2011—2020 年）》。

2015 年，国家工业和信息化部、国家中医药管理局等部门编制了《中药材保护和发展规划（2015—2020 年）》。同年，国务院印发《中医药健康服务发展规划（2015—2020 年）》。这是我国第一个关于中药材保护发展和中医药健康服务发展的国家级规划，充分体现了党中央、国务院对中医药工作的高度重视和大力支持，对中医药事业全面协调发展产生了积极而深远的影响。

2016 年，中共中央、国务院印发了《"健康中国 2030"规划纲要》，其中要求要充分发挥中医药独特优势。同年，国务院印发《中医药发展战略规划纲要（2016—2030 年）》，明确了我国中医药发展方向和工作重点，对促进中医药事业健康发展起到积极作用。

2016 年，为加强与"一带一路"沿线国家在中医药（含民族医药）领域的交流与合作，开创中医药全方位对外开放新格局，国家中医药管理局、国家发展和改革委员会联合印发《中医药"一带一路"发展规划（2016—2020 年）》，扩大了中医药在国际上的影响力。

2019 年，中共中央、国务院发布《促进中医药传承创新发展的意见》。

2021 年 2 月，国务院印发《关于加快中医药特色发展的若干政策措施》，提出了夯实中医药人才基础、提高中药产业发展活力、增强中医药发展动力、完善中西医结合制度、实施中医药发展重大工程、提高中医药发展效益、营造中医药发展良好环境等 7 项有利于中医药发展的措施，为中医药发展创造了良好条件。

由此可见，今后中医药事业的发展必然要顺应时代潮流，在造福百姓、建设健康中国的事业上发挥特色优势，成为弘扬传统中医文化，实现中华民族伟大复兴"中国梦"不可或缺的重要组成部分。

第九章

古代中外医药交流

一、中国与东亚诸国的医药交流

秦汉时期，张骞通西域，其后班超再次出使西域，开辟了东西方陆路交通要道。随着秦汉时期卫生健康事业的蓬勃发展，中国与日本、朝鲜关于医药卫生和健康养生方面的交流也随之开展起来。

秦代，中国的医药文化对日本最有影响力的代表人物就是徐福。在日本佐贺郡诸富町浮杯有"徐福上陆地"的标柱，波田须等地有"徐福墓"，熊野浦的墓碑上原刻有"秦徐福之墓"五字。到汉代时，中国与日本的医药交流主要是单向的，中国古典医药学对于日本的医药文化发展起了极大的推动作用。汉代盛行的使用熏香、香料养生的方法，在公元6世纪后传入日本，经过发展成为有名的香道文化。

二、中国与东南亚诸国的医药交流

据考证，《大南会典》等书籍记载了明清时期有一些中医典籍传入越南，如《医学入门》《景岳全书》等书。

越南的黎有卓，通过学习中医理论并结合越南实际情况，撰有《海上医宗心领全帙》。他发现和补充了305味南药的功能，收集了前代和民间的药方达2 854种之多，创立了越南医学理、法、方、药的完整体系，被称为越南的"医圣"。

此外，许多越南出产的珍贵药材，如犀角、檀香等输入中国，丰富了中国的中医药库。

明清时期，许多国家例如真腊（今柬埔寨）、暹罗（今泰国）、爪哇（今印尼爪哇岛）、婆罗国（今文莱）、锡兰（今斯里兰卡）等国，通过"进贡""赐赠"、民间贸易等方式，以其特产药物，如降香、沉香、木香、丁香、没药、蔷薇水、芦荟等换取中国的药物和货物。

三、中国与阿拉伯地区的医药交流

自金元时期，中国就与阿拉伯地区保持着互通状态。《宋史·外国列传·第六》记载了大食国进献的药物,包括乳香、琥珀、犀角等名贵中药。

随着海上贸易的开展,宋代与阿拉伯地区进行了广泛的贸易往来,如来自阿拉伯地区的药物有犀角、乳香、龙涎香、木香、没药、硼砂、珍珠、芦荟、苏合香等数十种。除了大食国外,宋代时还有麻罗拔、施曷(均在阿拉伯半岛南部)、奴发(阿拉伯半岛东南岸)的佐尔法等国家,也向中国输入大批香料药物。

这些药物的传入,大大地丰富了我国常用药物的种类,并在临床实际使用中,取得了很好的功用。《诸蕃志》记载:"苏合香油,出大食国,番人多用以涂身,闽人患大风者亦敷之。"

在阿拉伯地区的医药传入影响中国医药的同时,中国医药也在不断影响阿拉伯地区。据《宋会要辑稿》记载,宋代经市舶司由大食国商人外运的中国药物近60种,包括人参、茯苓、川芎、附子等药物。

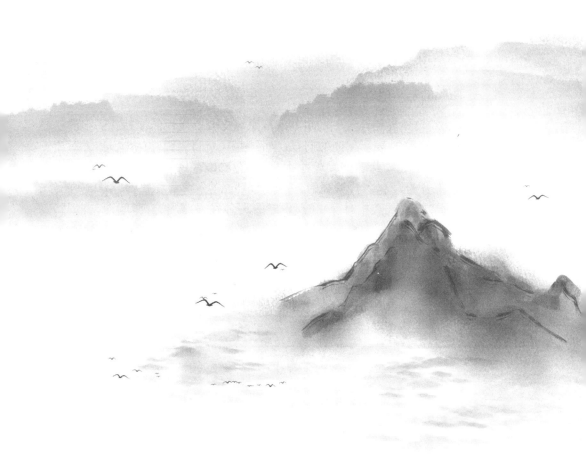

中 篇

中医基础知识

第十章

阴阳五行学说

阴阳五行学说属于中国古代哲学范畴，是朴素的唯物论和辩证法思想，是我国古代人民认识自然和解释自然的一种世界观和方法论。在我国传统医学领域，阴阳五行学说用以说明人体的生命活动规律，指导疾病的诊断、治疗和护理，是中医理论体系的重要组成部分。

第一节 阴 阳 学 说

阴阳学说形成于春秋战国之前，它揭示了事物普遍存在的对立制约、相互依存、消长变化、相互转化的关系，阐明事物发生、发展、变化的内在规律。《黄帝内经》将阴阳学说和中医学理论相结合，用来阐释人体的生理功能与病理变化、人与自然之间的相互关系等医学问题。

一、阴阳的基本概念

阴阳，是对自然界相互关联的事物或现象对立双方属性的概括。阴阳的最初含义是很朴素的，表示日光的向背：向日为阳，背日为阴。后来引申为对气候、方位、时间、运动状态等所有对立统一的事物或现象的解释。凡是运动的、外在的、上升的、温热的、明亮的、亢进的、功能的等具有积极、进取、刚强特性者都属于"阳"；凡是相对静止的、内守的、下降的、寒冷的、晦暗的、抑制的、物质的等具有消极、退守、柔弱特性者都属于"阴"（表10-1）。

表10-1　事物或现象的阴阳属性

属性	温度	季节	亮度	空间	状态或运动				
阳	炎热	春夏	光明	上前外	运动	升	兴奋的	亢进的	功能的
阴	寒凉	秋冬	黑暗	下后内	静止	降	抑制的	衰退的	物质的

阴阳并不代表具体的事物，而是用来表示任何相互关联的事物或现象对立双方的属性，所以具有普遍性。由于在阴和阳的内部，还可再分阴阳，因此

阴阳具有无穷可分性，如白昼为阳，黑夜为阴；上午为阳中之阳，下午为阳中之阴；前半夜为阴中之阴，后半夜为阴中之阳。

二、阴阳学说的基本内容

我国古代的哲学家们认识到，自然界中的一切相互关联的事物或现象都存在着相互对立而又相互作用的关系，就用阴阳这个概念来解释自然界两种对立和统一的事物，说明宇宙的基本规律。阴阳学说的基本内容包括对立制约、互根互用、消长平衡和阴阳转化（表10-2）。

表10-2 阴阳学说的基本内容

基本内容	含义	举例
对立制约	阴阳对立是指阴与阳的属性是相互对立、相反的。阴阳制约是指属性对立的阴阳双方出现相互约束、相互抑制、互为胜负。只要有阴阳，它们的属性就是对立的，因此，阴阳的对立具有普遍性	如上与下、天与地、明与暗、水与火、寒与热等
互根互用	阴阳互根是指相互对立着的阴阳两个方面存在相互依存、互为根本的关系。"互用"指的是阴阳双方可以资生、促进和助长对方。阴阳互根互用揭示的是阴阳对立双方的统一性。一是阴阳相互依存，阴依存于阳，阳依存于阴，任何一方都不能脱离另一方而单独存在，每一方都以相对的另一方的存在作为自己存在的前提和条件；二是阴阳相互包含，阴中包含有阳，阳中包含有阴，即阴中有阳、阳中有阴；三是阴阳相互促进、资生、助长，阴能够促进阳的壮大，阳能够促进阴的壮大，即阴生阳、阳生阴	从天地而言，天为阳，地为阴，没有天，就无所谓地；没有地，也就无所谓天
消长平衡	消，即消减；长，即增长。阴阳消长是指相互对立又相互依存的阴阳双方的量和比例不是静止不变的，而是始终处于不断的运动变化之中。阴阳在这种消长中达到动态平衡。阴阳消长的类型包括此长彼消、此消彼长等	一日之内，早上阳旺阴弱，日中阳气最盛，黄昏阴长阳消，夜半阴气最旺
阴阳转化	阴阳转化，是指一事物的总体属性在一定条件下，可以向其对立面转化。即属阳的事物可以转化为属阴的事物，属阴的事物可以转化为属阳的事物。阴阳相互转化，一般都发生于事物发展变化的"物极"阶段，"重阴必阳、重阳必阴"。阴阳消长是量变，而阴阳转化是质变	外感初期常见风寒表证，此属阴，随后，风寒入里化热。病证性质也由寒证转变为热证，此属阳。可见，病性随着病情发展发生了阴阳的转化

三、阴阳学说在中医学中的应用

阴阳学说贯穿于中医理论体系的各个方面,用以说明人体的组织结构、生理功能、病理变化,指导着我们的理论思维和诊疗实践。

(一)说明人体的组织结构

《素问·宝命全形论》中说:"人生有形,不离阴阳"。在人体中,五脏属阴,六腑属阳;五脏中,心、肺属阳,肝、脾、肾属阴;就心、肺而言,心属阳,肺属阴;心又有心阴和心阳之分。人体组织结构的阴阳划分见表10-3。

表10-3　人体组织结构的阴阳划分

阳	上部	体表	背侧	四肢外侧	六腑	气	皮毛	手足三阳经
阴	下部	体内	腹侧	四肢内侧	五脏	血	筋骨	手足三阴经

(二)说明人体的生理功能

在人体内,功能属阳,物质属阴,中医学常用"阳化气,阴成形"来概括生理功能中的阴阳关系。体内的物质(阴)是产生功能活动(阳)的基础,而功能活动(阳)又促进着体内物质(阴)的新陈代谢,阴阳之间的运动变化正是人体物质与功能活动间关系的反映。

(三)说明人体的病理变化

中医学认为,疾病发生、发展和变化的基本机制是阴阳失调。疾病的发生与发展,关系到人体的正气与邪气两个方面。正气,是指人体的功能活动及其抗病和康复能力,正气可分阴阳,如阴血、阴津、阳气;邪气,是泛指各种致病因素,邪气也可分为阴邪与阳邪,如六淫中的风、暑、火属阳,寒、湿属阴。疾病发生、发展的过程,就是正邪抗争、互有胜负的过程。阴阳失调的表现形式主要有阴阳偏盛、阴阳偏衰、阴阳互损、阴阳格拒、阴阳亡失等。

(四)用于疾病的诊断

尽管疾病的临床表现错综复杂、千变万化,但在诊察疾病时,只要善于运用阴阳归纳法,就有助于对病变情况的总体属性作出判断(表10-4)。故《素问·阴阳应象大论》说:"善诊者,察色按脉,先别阴阳"。

表10-4　四诊辨阴阳

阴阳	色泽	声息	呼吸	症状特点	脉象
阳	鲜明	语声高亢洪亮、言多而躁动,属于实证、热证	声高气粗有力	热、动、燥	数、浮、大、滑
阴	晦暗	语声低微无力,少言而沉静,属于虚证、寒证	动则气喘微弱	寒、静、湿	迟、沉、小、涩

（五）确定疾病的治疗原则

由于疾病发生、发展的根本原因是阴阳失调，因此，调整阴阳，补其不足，泻其有余，恢复机体阴阳的协调平衡，就是中医治疗疾病的基本原则。

（六）归纳药物性能

阴阳学说还可用于归纳、概括药物性味和功能，并作为指导用药的理论依据。

1. 归纳药性 药物分为寒、凉、温、热四种药性。其中寒、凉属于阴，温、热属于阳。能减轻或消除热证的药物，一般属凉性或寒性，如黄连、石膏等。能减轻或消除寒证的药物，一般属温性或热性，如桂枝、附子等。

2. 分析五味 五味是指药物的辛、甘、酸、苦、咸五种味道。实际上还有淡味和涩味，但习惯上仍称为五味。其中辛、甘、淡味属阳；酸（涩）、苦、咸味属阴。

第二节 五 行 学 说

五行学说是中国古代的一种朴素的唯物主义哲学思想。它认为宇宙间的一切事物，都是由木、火、土、金、水五种基本物质所组成，自然界各种事物和现象的发展变化，都是这五种物质不断运动和相互作用的结果。

一、五行的基本概念

五，指木、火、土、金、水五种物质；行，即运动变化，运行不息。五行，是指木、火、土、金、水五种物质及其运动变化。

二、五行学说的基本内容

（一）五行的特性

五行的特性，是古人在长期的生活和生产实践中，对木、火、土、金、水五种物质有了最初的朴素认知，在此基础上，逐渐形成了后来的五行理论。《尚书·洪范》中提到："水曰润下，火曰炎上，木曰曲直，金曰从革，土爰稼穑。"，这是对五行特性的经典概括。

1. 木曰曲直 曲，屈也；直，伸也。曲直，即能屈能伸之义。木具有生长、能屈能伸、升发的特性。凡具有生长、升发、条达、舒畅作用和性质的事物或现象，都属于木。

2. 火曰炎上 炎，热也；上，向上。火具有温热、上升的特性。凡具有温热、升腾等作用和性质的事物或现象，都属于火。

3. 土爰稼穑 土具有载物、生化的特性。凡具有生化、承载、受纳等作用和性质的事物或现象,都属于土。

4. 金曰从革　从,顺从、服从;革,革除、改革、变革。金具有能柔能刚、变革、肃杀的特性。凡具有肃杀、潜降、收敛、清洁等作用和性质的事物或现象,都属于金。

5. 水曰润下　润,湿润;下,向下。水具有滋润、向下、闭藏的特性。凡具有寒凉、滋润、向下、闭藏等作用和性质的事物或现象,都属于水。

由以上可以看出,医学上所说的五行,不仅指木、火、土、金、水这五种具体物质本身,而且是对五种物质不同属性的抽象概括。

(二)事物属性的五行分类

五行学说以天人相应为指导思想,以五行为中心,以空间结构的五方、时间结构的五季、人体结构的五脏为基本框架,将自然界的各种事物和现象,以及人体的生理病理现象,按其属性进行归纳。从而将人体的生命活动与自然界的事物和现象联系起来,形成了联系人体内外环境的五行结构系统,用以说明人体结构及人与自然环境的统一性(表10-5)。

表10-5　五行属性归类表

自然界						五行	人体						
方位	气候	季节	五化	五色	五味		脏	腑	五官	形体	情志	五液	五华
东	风	春	生	青	酸	木	肝	胆	目	筋	怒	泪	爪
南	暑	夏	长	赤	苦	火	心	小肠	舌	脉	喜	汗	面
中	湿	长夏	化	黄	甘	土	脾	胃	口	肉	思	涎	唇
西	燥	秋	收	白	辛	金	肺	大肠	鼻	皮	悲	涕	毛
北	寒	冬	藏	黑	咸	水	肾	膀胱	耳	骨	恐	唾	发

(三)五行的关系

1. 五行的正常关系

(1)相生规律:相生即递相资生、助长、促进之意。五行之间互相资生和促进的关系称作五行相生。五行相生的次序:木生火,火生土,土生金,金生水,水生木。

在相生关系中,任何一行都有"生我""我生"两方面的关系,《难经》把它比喻为"母"与"子"的关系。"生我"者为"母","我生"者为"子"。所以五行相生关系又称"母子关系"。以火为例,木能生火,生"我"者木,则木为火之母;火能生土,"我"生者土,则土为火之子。余可类推。

(2)相克规律:相克即相互制约、克制、抑制之意。五行之间相互制约的关系称之为五行相克。五行相克的次序:木克土,土克水,水克火,火克金,金克木。

（3）制化规律：五行中的制化关系，是五行生克关系的结合。相生与相克是不可分割的两个方面。没有生，就没有事物的发生和成长；没有克，就不能维持正常协调关系下的变化与发展。因此，必须生中有克（化中有制），克中有生（制中有化），相反相成，才能维持和促进事物相对平衡协调和发展变化。五行之间这种生中有制、制中有生、相互生化、相互制约的生克关系，称之为制化（图10-1）。

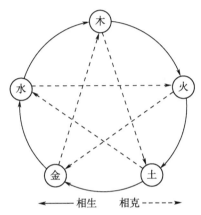

图 10-1　五行相生相克规律图

2. 五行的异常关系

（1）母子相及：母子相及是不正常的相生关系，包括"母病及子"和"子盗母气"两个方面。"母病及子"即疾病传变由母脏传及子脏，如肾属水，肝属木，水生木，故肾为母脏，肝为子脏，肾病及肝即是"母病及子"；"子盗母气"即疾病传变由子脏传及母脏，如肝属木，心属火，故肝为母脏，心为子脏，心病及肝即是"子盗母气"。

（2）相乘相侮：相乘相侮，实际上是反常情况下的相克现象。

相乘规律：乘，即乘虚侵袭之意。相乘即相克太过，超过正常制约的程度，使事物之间失去了正常的协调关系。五行之间相乘的次序与相克相同，但被克者更加虚弱。

"相克"和"相乘"是有区别的，前者是正常情况下的制约关系，后者是正常制约关系遭到破坏的异常相克现象。在人体，前者为生理现象，而后者为病理表现。

相侮规律：侮，即欺侮，有恃强凌弱之意。相侮是指五行中的任何一行本身太过，使原来克它的一行，不仅不能去制约它，反而被它所克制，即反克，又称反侮。

三、五行学说在中医学中的应用

五行学说在中医学领域中的应用，主要是运用五行的特性来分析和归纳人体的形体结构及其功能，以及外界环境各种要素的五行属性；运用五行的生克制化规律来阐述人体五脏系统之间局部与局部、局部与整体，以及人与外界环境的相互关系；用五行乘侮规律来说明疾病发生发展的规律和自然界五运六气的变化规律。这些应用不仅具有理论意义，而且还有指导临床诊断、治疗和养生康复的实际意义。同时也加强了中医学关于人体以及人与外界环境是一个统一整体的论证，使中医学的理论学说更加系统化。

（一）说明脏腑的生理功能及其相互关系

1. 人体组织结构的分属　中医学在五行配五脏的基础上，又以类比的方法，根据脏腑组织的性能、特点，将人体的组织结构分属于五行，以五脏为中心，以六腑为配合，支配五体，开窍于五官，外荣于体表组织，形成了以五脏为中心的脏腑组织的结构系统，从而为藏象学说奠定了理论基础。

2. 说明脏腑的生理功能　五行学说将人体的内脏分别归属于五行，又以五行的特性来说明五脏的部分生理功能。

3. 说明脏腑之间的相互关系　中医五行学说对五脏五行的分属，不仅阐明了五脏的功能和特性，而且还运用五行生克制化的理论，来说明脏腑生理功能的内在联系。首先，可以用五行相生的理论来阐释五脏间相互资生的关系。肝生心就是木生火，如肝藏血以济心；心生脾就是火生土，如心阳以温脾；脾生肺就是土生金，如"脾气散精，上归于肺"；肺生肾就是金生水，如肺金清肃下行以助肾水；肾生肝就是水生木，如肾藏精以滋养肝的阴血等。其次，可以用五行相克的理论来阐释五脏间相互制约的关系。心属火，而制于肾水；肺属金，而制于心火；肝属木，而制于肺金；脾属土，而制于肝木；肾属水，而制于脾土。

4. 说明人体与内外环境的统一　事物属性的五行归类，除了将人体的脏腑组织结构分别归属于五行外，同时也将自然界的有关事物和现象进行了归属。例如，人体的五脏、六腑、五体、五官等，与自然界的五方、五季、五味、五色等相应，这样就把人与自然环境统一起来。如春应东方，风气主令，故气候温和；气主生发，万物滋生，人体肝气与之相应，肝气旺于春。

（二）说明五脏病变的传变规律

1. 发病　五脏外应五时，所以六气发病的规律，一般是主时之脏受邪发病。由于五脏各以所主之时而受病，当其时者，必先受之。所以，春季肝先受邪，夏季心先受邪，长夏季节脾先受邪，秋季肺先受邪，冬季肾先受邪。

2. 传变　由于人体是一个有机整体，内脏之间又是相互资生、相互制约的，因而在病理上必然相互影响。本脏之病可以传至他脏，他脏之病也可以传至本脏，这种病理上的相互影响称之为传变。从五行学说来说明五脏病变的传变，可以分为相生关系传变和相克关系传变。

（1）相生关系传变：包括"母病及子"和"子病犯母"两个方面。

（2）相克关系传变：包括"相乘"和"反侮"两个方面。

（三）用于指导疾病的诊断

人体是一个有机整体，当内脏有病时，人体内脏功能活动及其相互关系的异常变化，可以反映到体表相应的组织器官，出现色泽、声音、形态、脉象等诸方面的异常变化。由于五脏与五色、五音、五味等都以五行分类归属形成了一定的联系，这种五脏系统的层次结构，为诊断和治疗奠定了理论基础。因此，在临床诊断疾病时，就可以综合望、闻、问、切四诊所得的资料，根据五行的所属及其生克乘侮的变化规律，来推断病情。

1. 从本脏所主之色、味、脉来诊断本脏之病　如面见青色、喜食酸味、脉见弦象，可以诊断为肝病；面见赤色、口味苦、脉象洪，可以诊断为心火亢盛。

2. 推断脏腑相兼病变　从脏所主之色来推测五脏病的传变。如脾虚的患者，面见青色，为木来乘土；心病患者，面见黑色，为水来乘火等。

3. 推断病变的预后　从脉与色之间的生克关系来判断疾病的预后。如肝病色青见弦脉，为色脉相符。若不得弦脉，反见浮脉，则属相胜之脉，即克色之脉（金克木）为逆；若得沉脉，则属相生之脉，即生色之脉（水生木）为顺。

（四）用于指导疾病的防治

1. 控制疾病传变　运用五行子母相及和乘侮规律，可以判断五脏疾病的发展趋势，实施相应的治疗及护理。一脏受病，可以波及其他四脏，如肝脏有病可以影响到心、肺、脾、肾等脏。他脏有病亦可传给本脏，如心、肺、脾、肾之病变，也可以影响到肝。因此，在治疗及护理时，除对所病本脏进行处理外，还应考虑到有关脏腑的传变关系。

2. 确定治疗原则、方法　五行学说不仅用以说明人体的生理活动和病理现象，综合四诊，推断病情，而且也可以确定治疗原则、方法。

（1）根据相生规律确定治疗原则：临床上运用相生规律来治疗疾病，其基本治疗及护理原则是"补母"和"泻子"，所谓"虚者补其母，实者泻其子"。

（2）根据相克规律确定治疗原则：临床上对因相克规律发生异常而出现的病理变化，其治疗及护理原则是"抑强"与"扶弱"并举。

3. 指导脏腑用药　按五行学说加以归类：如青色、酸味入肝；赤色、苦味入心；黄色、甘味入脾；白色、辛味入肺；黑色、咸味入肾。这种归类是脏腑选择用药的参考依据。

4. 指导针灸取穴　针灸学将手、足三阴经位于四肢肘膝关节以下的井、荥、输、经、合五种穴位分别属于木、火、土、金、水,而将手、足三阳经位于四肢肘膝关节以下的井、荥、输、经、合五种穴位分别属于金、水、木、火、土。临床上则可根据不同的病情,以五行生克乘侮规律进行选穴治疗。

5. 指导情志疾病的治疗 精神治疗方法主要用于治疗情志疾病。情志生于五脏,五脏之间有着生克关系,所以情志之间也存在这种关系。由于在生理上人的情志变化有着相互抑制的作用,在病理上和内脏有密切关系,故在临床上可以用情志的相互制约关系来达到治疗的目的。

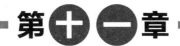

第十一章

藏　象

　　藏，是指隐藏于人体内的脏腑器官，即内脏。象，是指脏腑表现于外的生理和病理现象。藏象，是人体内在脏腑的生理功能活动和病理变化反应于外的征象。

第一节　脏　腑

　　脏腑，是人体内脏的总称。按照脏腑生理功能和结构特点的不同，可分为脏、腑以及奇恒之腑。脏，包括肝、心、脾、肺、肾，合称五脏；腑，包括胆、胃、小肠、大肠、三焦和膀胱，合称六腑；奇恒之腑，包括脑、髓、骨、脉、胆、女子胞。其中，胆既属于六腑，又属于奇恒之腑。五脏多为实质性器官，其共同生理特点是化生和贮藏精气；六腑多为中空性器官，其共同生理特点是受盛和传化水谷；奇恒之腑是形态似腑，功能似脏，有贮藏精气的作用，故名奇恒之腑。五脏有"藏而不泻""满而不实"的生理特点；六腑有"泻而不藏""实而不满"的生理特点。六腑和奇恒之腑都是腑，但前者是受盛和传化水谷，"泻而不藏"；而后者是"藏而不泻"，故曰"奇恒之腑"。

一、五脏

（一）心
　　心为神舍，五行属火，主宰着人体的生命活动，为"君主之官""五脏六腑之大主"。心与小肠相表里。

1. 心的主要功能
　　（1）心主血脉：指心气推动血液在脉中运行，流注全身，使其发挥营养、滋润全身的作用。心与脉相通，血液在心和脉中不停流动，往复循环，如环无端，可见，心、脉、血三者构成了一个相对独立的系统，在这个系统中，心起着主导作用。
　　（2）心主神志：又称主神明。主要是指心具有主宰人体五脏六腑、形体官窍的一切生理活动和人体精神、意识、思维活动的功能。心的藏神功能具体体现在两个方面：一是心主宰着人的整个精神、心理活动，尤其是对人的精神、意识、思维、睡眠等具体的心神活动和过程起着调控作用；二是主宰整个生命活动。

2. 心的生理联属

（1）在体合脉、其华在面：是指全身的血液都属于心，心的生理功能是否正常以及气血的盛衰，可以从面部的色泽变化反映出来。

（2）在志为喜：是指心的生理功能和情志之"喜"有关。

（3）开窍于舌：舌为心之外候，又有"舌为心之苗"之说。

（4）在液为汗：亦称"汗为心之液"，是说心与汗的生成和排泄有密切关系。

附：心包

心包，亦称心包络、膻中，是心脏外面的包膜，有保护心脏的作用。故外邪入侵于心，心包常先受邪。实际上，心包受邪所出现的病症与心是一致的，故临床辨证与治疗亦是相同的。

（二）肺

肺在人体脏腑中位置最高，故为"华盖"，具有覆盖和保护诸脏抵御外邪的作用。肺五行属金，是人体气和津液代谢的重要脏器。肺与大肠相表里。

1. 肺的主要功能　肺气运动主要包括宣发和肃降两种形式。肺的各种生理功能均是通过肺的宣发、肃降这两种运动来完成的。

（1）主气、司呼吸：肺主气，包括主呼吸之气和主一身之气两方面。主呼吸之气，是指肺有司呼吸的作用，是体内外气体交换的场所；主一身之气，首先体现于气的生成方面，特别是宗气的生成，宗气主要依靠肺吸入的清气和脾胃运化的水谷精气相结合。其次，肺也对全身气机具有调节作用。

（2）主宣发肃降：宣发，是指肺气向上升宣和向外布散的作用。肃降，是指肺气有向内向下通降，维持呼吸道清洁的作用。宣发与肃降协调，有节律地一宣一降，共同维持着呼吸运动的协调和畅，实现体内外气体的正常交换。

（3）通调水道：是指肺对体内水液的输布、运行和排泄有疏通和调节作用。

（4）朝百脉、主治节：是指全身的血液均通过血脉汇聚于肺，通过肺的呼吸，吐故纳新，进行清、浊气体的交换，然后将富含清气的血液再输送到全身的过程。肺朝百脉的作用，归根结底是助心行血。"治节"，即治理和调节。肺的治节作用主要体现在四个方面：一是调节呼吸功能；二是治理和调节全身的气机运动；三是辅助心脏，推动和调节血液的运行；四是治理和调节津液的输布、运行和排泄。

2. 肺的生理联属

（1）在体合皮、其华在毛：皮、毛，包括皮肤、毫毛、汗腺等组织，为一身之表，依赖卫气和津液的温润滋养。肺与皮肤的关系可以概括为三个方面：一为肺输布精气,温养皮肤;二为肺宣发卫气,外达皮肤;三为皮肤感邪,常内传于肺。

（2）在志为忧（悲）：悲和忧对人体的影响主要是损伤肺中精气和肺的宣降功能。

（3）开窍于鼻：鼻是肺的门户,为气体出入的通道,与肺相连,故有"鼻为肺之窍"的说法。

（4）在液为涕：涕由鼻腔所分泌,有润泽、清洁鼻腔之功。鼻为肺窍,故其分泌物亦属于肺。

（三）脾

脾为"后天之本""气血生化之源",五行属土。脾与胃相表里。

1. 脾的主要功能

（1）主运化：是指脾具有把水谷化为精微,并将精微物质吸收、传输至全身的生理功能。脾的运化包括运化水谷和运化水液两个方面。

（2）主升清：脾气的运动特点是上升。脾主升清,是指脾气上升,将水谷精微等营养物质向上输至肺,化生气血,运行周身,发挥其营养作用;又有升提内脏,防止其下垂,维持人体脏器正常位置的作用。

（3）主统血：是指脾具有统摄、控制血液在脉中正常运行,防止溢出脉外的作用。

2. 脾的生理联属

（1）在体合肉、主四肢：是由于脾为气血生化之源,全身的肌肉都需要依靠脾所运化的水谷精微来营养,才能使肌肉发达,丰满健壮,四肢轻劲,灵活有力。

（2）在志为思：人在思虑过度或所思不遂的情况下,会影响到体内气的升降出入,而致气机郁结。脾胃为气机升降的枢纽,气结于中,则脾的运化升清功能失常,出现不思饮食、脘腹胀闷、头晕失眠等症状。

（3）开窍于口、其华在唇：脾开窍于口,是指人的饮食、口味与脾运化功能有密切关系。口唇的色泽,与全身的气血是否充足有关。由于脾为气血生化之源,所以口唇是否荣润,不仅是全身气血状况的反映,而且也是脾运化水谷精微功能状态的反映。

（4）在液为涎：涎为唾液中较为清稀的部分,正常情况下,上行于口,以辅助脾胃消化功能,但不溢于口外。若脾胃不和,则涎液分泌剧增而发生口涎自出;脾不生津则口干。

（四）肝

肝为"魂之处""血之藏""筋之宗",五行属木。肝与胆相表里。

1. 肝的主要功能

（1）主疏泄：是指肝对人体气机有疏散宣泄,使之通畅调达的作用。肝主升、主动、主散。若肝主疏泄的功能正常,则可调畅全身气机,推动血液和津液正常运行。肝主疏泄功能具体表现在调畅气机、调节情志、影响脾胃运化功能和胆汁代谢等方面。此外,肝的疏泄还有利于三焦水道的通利;调畅气血,调理冲任,调节月经,利于孕育;调节男子精液的正常排泄等。

(2)主藏血:是指肝有贮藏血液、调节血量及防止出血的功能。

2. 肝的生理联属

(1)在体合筋、其华在爪:筋,即筋膜,有连接和约束骨节、肌肉,主持运动等功能。五脏之中,肝与筋关系最为密切,这是因为全身筋膜有赖于肝血的滋养。爪,包括指甲和趾甲,乃筋之延续,"爪为筋之余"。若肝血充盛,则爪甲坚韧明亮、红润;若肝血不足,则爪甲软薄,色泽枯槁,甚则变形、脆裂。

(2)在志为怒:怒对机体的主要影响为"怒则气上"。

(3)开窍于目:肝的经脉上连目系,"肝气通于目",目能视物,有赖于肝血的濡养。

(4)在液为泪:肝开窍于目,泪为目液,所以说肝在液为泪。

(五)肾

肾为"先天之本",五行属水,是人体阴阳之根本。肾与膀胱相表里。

1. 肾的主要功能

(1)肾藏精:是指肾具有贮存和封藏精气的作用。肾所藏之精包括来源于父母的生殖之精,即"先天之精";人体出生后从饮食中获得的营养成分和脏腑所化生的精微物质,即"后天之精"。肾藏精,精能化气,肾精所化之气叫肾气。肾气通过三焦,布散全身。肾中精气的生理作用:一是促进机体的生长、发育与生殖;二是促进脏腑的功能活动。

(2)肾主水:肾有"水脏"之称,具有主持和调节人体水液代谢的功能。

(3)主纳气:是指肾具有摄纳肺吸入之清气,维持呼吸的深度,以保证机体内气体正常交换的功能。

2. 肾的生理联属

(1)在体合骨,主骨生髓,其华在发:髓为肾精所生化,肾中精气充盈,则骨髓、脑髓、脊髓得以充养。肾的荣华反映在头发。

(2)在志为恐:恐惧、害怕等情志活动,与肾的关系密切。"恐伤肾""恐则气下"。

(3)开窍于耳及二阴:耳的听觉功能,依赖于肾中精气的充养,耳为肾之外窍。二阴,指前阴和后阴。尿液的贮存和排泄虽在膀胱,但必须依赖于肾的气化才能完成;人的生殖功能亦由肾所主;大便的排泄,也离不开肾的气化作用。

(4)在液为唾:唾由肾精所化,多出自舌下,具有润泽口腔、助脾胃消化之功。古有吞咽津唾养肾精之说。

二、六腑

(一) 胆

胆为六腑之一,又属于奇恒之腑,附于肝之右叶下,呈中空的囊状器官。胆的主要功能为:

1. 贮存和排泄胆汁 胆汁的化生与排泄全赖于肝疏泄功能的控制和调节。若肝主疏泄正常,则胆汁分泌排泄畅达,脾胃消化功能正常;若肝失疏泄,则胆汁分泌排泄不利,并会影响脾胃的消化功能,如胆汁上逆出现口苦、吐黄绿苦水,胆汁外溢出现黄疸等。

2. 主决断 是指胆在情志方面具有判断事物,并作出决定的作用。

(二) 胃

又称胃脘,位于上腹部,上连食管,下接小肠。胃分为上、中、下三部,上部称上脘,包括贲门;中部称中脘,即胃体部分;下部称下脘,包括幽门。胃的主要功能为:

1. 主受纳、腐熟水谷 受纳,是接受和容纳的意思。腐熟,食物经胃初步消化,形成食糜的意思。食物经口进入机体,沿食管向下,容纳于胃内,所以,胃又称“水谷之海”“太仓”;气、血、津液的化生,均来源于饮食物,故胃又称为“水谷气血之海也”。

2. 主通降,以降为和 通降是指胃气以通畅下降为顺。以降为和的功能是食物消化、吸收的基本条件之一,也是食物化生为气、血、津液等精微物质,以营养全身的基本保障之一。

(三) 小肠

小肠位于腹中,回环迭积,上通于胃的幽门,下连大肠的阑门。小肠的主要功能为:

1. 受盛化物 是指小肠接受从胃下传的初步消化的食物,并将其进一步消化。

2. 泌别清浊 是指小肠将消化后形成的水谷精微和食物残渣分开,并将水谷精微吸收,食物残渣则下传至大肠。

(四) 大肠

大肠位于腹腔,上端在阑门处与小肠相接,下端紧接肛门,是一个管道器官。大肠的主要功能传化糟粕,即大肠对糟粕中的水分进一步吸收,同时排出糟粕。

(五) 膀胱

膀胱位于下腹中部,上通过输尿管与肾相通,下连尿道,开口于前阴。其主要功能为贮尿和排尿。

（六）三焦

三焦是上焦、中焦、下焦的总称，是元气和津液的运行通道。其部位划分及其生理功能是：

1. 上焦 包括心与肺。主要生理功能是宣发、布散精微之气，以滋润灌溉于周身。上焦具有"开发""宣化""若雾露之溉"的生理特点。《灵枢·营卫生会》称"上焦如雾"。

2. 中焦 包括脾与胃。主要生理功能是腐熟水谷，运化精微，化生气血津液，为气机升降之枢纽。《灵枢·营卫生会》称"中焦如沤"。

3. 下焦 包括肾、小肠、大肠、膀胱等。主要生理功能为排泄糟粕和尿液。《灵枢·营卫生会》称"下焦如渎"。

三、奇恒之腑

奇恒之腑，包括脑、髓、骨、脉、胆、女子胞。其中，胆既是六腑之一，又属于奇恒之腑。奇恒之腑中除胆与肝相为表里外，其余的都没有相为表里的脏腑，同时，亦没有五行配属。在此仅对脑和女子胞作简要介绍。

1. 脑 居颅内，由髓汇集而成，故称"脑为髓之海"。其主要功能为主持精神活动和听觉、视觉、嗅觉以及思维、记忆、言语等功能。

2. 女子胞 又称胞宫、子处、子宫，位于小腹正中，居膀胱、直肠之前，下连阴道口，是女性的内生殖器官，也是女子发生月经和孕育胎儿的场所。其主要功能为主月经和孕育胎儿。

四、脏腑之间的关系

人体是一个统一的整体，各脏腑、组织、器官之间不仅在生理功能上相互为用、相互制约、相互依存，而且脏腑之间又以经络为联系通道，构成一个协调统一的整体。

（一）脏与脏之间的关系

脏与脏之间的关系，主要从它们的生理功能方面来阐述。

1. 心与肺 主要是气和血的关系，即"气为血之帅，血为气之母"。

2. 心与脾 主要表现在血液的生成和运行两个方面。

3. 心与肝 主要表现在调节血液和神志活动两个方面。

4. 心与肾 主要表现在两脏的相互协调方面。心在五行属火，位居于上而属阳，肾在五行属水，位居于下而属阴。两者间的协调关系称为"心肾相交"或"水火既济"。

5. 肺与脾 主要体现在气的生成和津液输布、代谢两方面。

6. 肺与肝 主要体现在气机升降调节方面。

7. 肺与肾　主要表现在水液代谢和呼吸运动两方面。

8. 肝与脾　主要表现为肝的疏泄功能和脾的运化功能之间的相互影响。肝与脾在血的生成、贮藏、运行和防止出血等方面亦有密切关系。

9. 肝与肾　主要表现在精血互化和藏泄相济两方面。

10. 脾与肾　肾为先天之本，脾为后天之本。脾之健运，有赖于肾阳的推动；肾中精气亦有赖于后天水谷精微的补养，才能充盈、成熟。先天温养后天，后天充养先天。在病理方面，二者亦互相影响。

（二）五脏与六腑之间的关系

脏属阴，在里；腑属阳，在表。一脏一腑，阴阳表里，相互配合，共同维持机体正常的生命活动。

1. 心与小肠　心与小肠通过经络相互络属构成表里关系。如小肠有热，可循经上炎于心，出现心烦、舌赤、口舌生疮等病证。反之，心经有火，也可循经下移于小肠，而见尿少、尿赤、尿痛、排尿灼热等小肠实热证。

2. 肺与大肠　肺与大肠通过经络相互络属构成表里关系。生理方面，肺气肃降，可促进大肠传导功能的发挥；大肠传导功能正常，又有利于肺肃降功能的正常。在病理方面，若肺失肃降，津不下达，则影响大肠的传导功能，可见大便干燥秘结；肺气虚弱，气虚无力推动，可见大便艰涩难行，形成"气虚便秘"；若大肠湿热，壅滞不通，又可导致肺气不利、肺气上逆，出现咳嗽等症。

3. 脾与胃　脾与胃通过经络相互络属构成表里关系。生理方面，脾主升清，胃主降浊。脾气升，则水谷精微得以输布；胃气降，则水谷及糟粕得以下行。脾主运化，胃主受纳，共同完成饮食物的消化、吸收和精微的输布，以滋养全身，合称"后天之本""气血生化之源"。病理上，两者相互影响，如脾运失职，可影响胃的受纳与和降，出现纳呆、恶心、呕吐、脘腹胀满等症状。反之，饮食不节，食滞胃脘，胃失和降，又会影响脾的运化与升清，而见腹胀、泄泻等病理表现。

4. 肝与胆　肝与胆通过经络相互络属构成表里关系。胆汁源于肝气之余，肝之疏泄，可促进胆汁正常排泄；胆汁排泄通畅，又有利于肝之疏泄。病理上肝胆常相互影响，若肝疏泄功能失常，就会影响胆汁的分泌与排泄；反之，胆汁排泄不畅，亦会影响肝的疏泄功能。此外，肝主谋略，胆主决断，从情志方面来看，谋略后则决断，决断来源于谋略，两者亦是密切相关的。

5. 肾与膀胱　肾与膀胱通过经络相互络属构成表里关系。生理功能方面，膀胱的贮尿和排尿功能，依赖于肾的固摄与气化作用。肾气充足，则固摄有权，膀胱开合有度，肾与膀胱则可共同维持机体水液代谢的输布与排泄。在病理方面，两者也有一定联系，如肾气不足，气化失常，固摄无权，则膀胱开合失度，可见小便失禁、尿频、遗尿或小便不利。

（三）六腑之间的关系

六腑，以"传化物"为其生理特点。六腑之间的关系主要体现于饮食物的消化、吸收及排泄过程中的相互联系和密切配合。

第二节　精、气、血、津液

精、气、血、津液，是构成人体和维持人体生命活动的基本物质，是脏腑、经络等组织器官生理活动的物质基础，也是脏腑生理活动的产物。

一、精

精是构成人体和维持人体生命活动的精微物质，是人体生命的本源。精有广义和狭义之分。广义之精，泛指人体内的一切精微物质，包括气、血、津液，以及人体内脏腑之精微和从饮食物中吸收的水谷之精微等。狭义之精，是指肾所藏之精，即生殖之精。

1. 精的生成　人体之精，根源于先天，又充养于后天，故精的生成有先后天之分。

（1）先天之精：与生俱来，禀受于父母，是形成胚胎的原始物质，主要秘藏于肾。

（2）后天之精：人出生后生成，来源于饮食水谷。饮食物经过脾胃运化产生水谷精微，以充养五脏。脏腑代谢化生之精气，盈者则秘藏于肾。

人体先天之精和后天之精虽然来源有异，但二者之间有着密切关系，即先天之精需要后天之精的不断充养，方可保持充盈；而后天之精又依赖先天之精的资助，才能不断化生。因此有"先天生后天，后天养先天"之言。

2. 精的功能

（1）繁衍生命：先天之精与后天之精的互根互用和相辅相成，使肾中精气逐渐充盈，当人体发育到一定年龄，便可产生"天癸"，以促进人体生殖功能的成熟。男子二八天癸至，精气溢泻；而女子二七天癸至，月事应时而下。此时，若男女媾精，阴阳调和，便可胎孕。故精是繁衍生命的物质基础。

（2）推动生长发育：藏于脏腑之精，尤其是肾精，能化肾气，具有推动和促进人体的生长、发育及激发脏腑器官功能活动的重要作用。随着肾中精气盛衰的变化，人体呈现出生、长、壮、老、已的运动规律。

（3）濡养脏腑组织：人以水谷为本，水谷经脾胃的消化、吸收，转化为精，精再输送到五脏六腑等组织器官，起着滋养濡润作用，以维持人体的生理活动。其中剩余部分则归藏于肾。

（4）生髓化血：肾藏精，精生髓，髓充脑。肾精充实，脑髓充盈，则人体意识清晰、思维敏锐、记忆力强、耳聪目明、反应敏捷、行为灵活。肾精化生骨髓，骨髓滋养骨骼，肾精充盛，骨髓盈满，骨骼生长坚固，则体格健壮、四肢有力、牙齿坚固光泽。肾精生髓，髓藏骨中，骨髓化生血液，成为血液的生成来源之一。《景岳全书·血证》概括为："血即精之属也"。

二、气

气是人体内一种活力很强、运动不息且无形可见的极精微物质，是构成人体和维持人体生命活动的最基本物质之一。

1. 气的生成　气的生成来源有三方面：一是父母的先天之精气，二是饮食物中的水谷之精气，三是自然界中的清气。先天之精气，禀受于父母的生殖之精，先身而生，故得名；水谷之精气和自然界中的清气均是人出生后从后天获得，故两者合称为后天之精气。先天之精气和后天之精气，通过肺、脾、胃、肾等脏腑的共同作用，结合而生成人体之气。

2. 气的运动　气的运动称为"气机"。升、降、出、入是气运动的四种基本形式。气的升、降、出、入运动通过脏腑、经络等的生理活动具体表现。从五脏来看，气的运动形式有所侧重，如心位置在上，其气主降；肺位置在上，又通过气道与外界相通，其气有升、降、出、入四种形式；肝、肾位置在下，其气主升；脾胃居中，为气机升降之枢纽，脾气主升，胃气主降。六腑之气以降为主，但从总体来看，气的运动是升已而降，降已而升，升中有降，降中有升，是对立统一、协调平衡的。气的升、降、出、入运动协调平衡，称为"气机调畅"。若气的升、降、出、入运动失去协调平衡，称为"气机失调"，可出现气滞、气逆、气陷等病理现象。"气滞"为气的运动不畅，或局部阻滞不通；"气逆"为气的上升太过或下降不及；"气陷"为气的上升不及或下降太过；"气脱"为气的外出太过而不能内守；"气闭"为气不能外达而结聚于内。气的升、降、出、入运动是人体生命的根本，一旦停止，人的生命活动也就终止。正如《素问·六微旨大论》所言，"出入废则神机化灭，升降息则气立孤危"。

3. 气的功能

（1）推动作用：气具有激发和推动作用。如人体的生长发育，脏腑、经络等组织器官的生理功能，血液的生成和运行，津液的生成、输布和排泄等，均依赖于气的推动作用。若气的推动作用减弱，不仅可影响人体的生长发育，也可导致脏腑、经络的功能减退，或血液运行障碍，或水液代谢障碍等病变。

（2）温煦作用：气具有通过气化产生热量、温煦机体的作用。如保持人体体温的相对恒定，脏腑、经络等组织器官的生理活动，血和津液等液态物质的循环运行等，均依赖于气的温煦作用。若气的温煦作用失常，可出现体温低下、脏腑功能减弱、津血运行迟缓或代谢障碍等虚寒性病变。

（3）防御作用：气具有护卫肌表、防御邪气的作用。《素问·刺法论》曰："正气存内，邪不可干"。若气的防御功能减弱，机体抗病能力下降，人体则易于感邪患病。

（4）固摄作用：一方面，气对体内精、血、津液等液态物质具有统摄、控制，防止其流失的作用；另一方面，气对内脏又有固护作用。若气固摄作用减弱，气不摄血，可致各种出血证；气不摄津，可致自汗、多尿或小便失禁、流涎、泄泻滑脱等病证；气不摄精，可致遗精、滑精、早泄等病证；气固护内脏作用失职，可导致内脏下垂，如胃、肾、子宫下垂等病证。

（5）气化作用：气化是指通过气的运动而产生的各种生理变化，即精、气、血、津液各自的新陈代谢及其相互转化。如饮食物转化成水谷精微，再化成精、气、血、津液，食物残渣转化成糟粕，津液转化成汗液、尿液等都是气化作用的具体表现。若气化功能失常，可出现饮食物不能转化为水谷精微，食物残渣不能转化为糟粕，津液代谢失常等病变，中医称其为"气化失司"。

4. 气的分类　由于气的生成来源、分布部位和功能特点的不同，中医又将其分为元气、宗气、营气、卫气等。

（1）元气：人体中最根本、最重要的气，是人体生命活动的原动力，又称原气、真气。元气由先天之精化生，又赖后天脾胃运化的水谷之精微滋养而充盛。元气发源于肾，通过三焦输布全身，内至五脏六腑，外至肌肤腠理，无处不到。元气的功能主要体现在两方面：一是推动、调节人体的生长发育和生殖功能；二是推动和调节脏腑、经络等组织器官的生理活动。

（2）宗气：聚集于胸中的气。宗气生成来源有二：一是脾胃化生的水谷之精气，二是肺吸入的自然界清气。二者相合而成宗气。宗气聚于胸中，贯注于心肺，通过心肺的作用输布全身。宗气的功能也主要体现在两方面：一是助肺司呼吸，二是助心行血。即所谓"走息道以行呼吸，贯心脉以行气血"。凡语言、声音、呼吸、心脏搏动的强弱等都与宗气的盛衰有关。

（3）营气：是指运行于脉中，具有营养作用的气。营气与血同行于脉中，可分不可离，故常"营血"并称。因其富有营养作用，又称"荣气"。营气相对于卫气而言属于阴，故营气又称"营阴"。营气主要来源于脾胃运化的水谷精气，由其中精华的部分所化生。营气分布于脉中，成为血液的组成部分，循脉上下，营运全身。故营气具有化生血液，营养全身的生理功能。

（4）卫气：是指运行于脉外，具有护卫功能的气。卫气相对于营气而言属于阳，故卫气又称"卫阳"。卫气主要来源于脾胃运化的水谷精气，由其中慓疾滑利的部分所化生。卫气经肺的宣发，运行于脉外，布散于全身。卫气的功能主要体现在三方面：一是护卫肌表，防御外邪入侵；二是温养脏腑、肌肉、皮毛等；三是调节腠理开合，控制汗液排泄，维持体温相对恒定。

三、血

血是循行于脉中、富有营养和滋润作用的赤色液态样物质，是构成人体和维持人体生命活动的基本物质之一。

1. 血的生成　血的生成来源主要有二：一是来源于脾胃化生的水谷精微；二是肾精。

（1）水谷精微化血：水谷精微是血的主要来源。饮食水谷经过胃的腐熟、脾的运化，转化为水谷精微；水谷精微再经过脾的升清作用上输于肺，与肺吸入的自然界清气相结合，再通过心肺的气化作用，注于脉中化赤为血。

（2）肾精化血：肾藏精，精化髓，骨髓为生血之器，肾精也是血液化生的基本物质。

2. 血的功能

（1）营养滋润作用：血具有营养和滋润全身的生理功能。血在脉中循行，内至脏腑，外达皮肉筋骨，对全身各脏腑组织器官起着充分的营养和滋润作用，以维持其正常的生理活动。如《素问·五藏生成篇》曰："肝受血而能视，足受血而能步，掌受血而能握，指受血而能摄"。血的营养滋润作用，可从面色、肌肉、皮肤、毛发、感觉和运动的灵活与否等方面反映出来。血液充盈，则面色红润、肌肉丰满壮实、皮毛润泽、感觉灵敏、运动自如；反之，血液不足，可导致全身或局部血虚失养的病理变化，如面色萎黄、肌肤干燥、毛发枯黄、肢体困倦、麻木等。

（2）人体神志活动的物质基础：血是人体神志活动的主要物质基础。血液充盛，血脉和调，则精力充沛、神志清晰。如血虚不能养神，则可见心悸、失眠、多梦、健忘、迟钝等症状，失血严重者还可出现神志恍惚、昏迷等症状。

四、津液

津液是人体内一切正常水液的总称。津液包括各脏腑组织器官内的液体及其正常的分泌物，如胃液、肠液、涕液、泪等，是构成人体和维持人体生命活动的基本物质之一。

津和液，同属水液，同源于饮食水谷，有赖于脾胃运化功能而成。二者可互相转化，故常津液并称。但两者在性状、分布、功能等方面又有一定的区别（表11-1）。

1. 津液的代谢　津液的代谢包括津液的生成、输布、排泄等一系列复杂的生理过程，涉及多个脏腑，尤以脾、肺、肾三脏的综合调节为首要。《素问·经脉别论》对津液的生成、输布、排泄的全过程做了简要概括，即"饮入于胃，游溢精气，上输于脾，脾气散精，上归于肺，通调水道，下输膀胱，水精四布，五经并行"。

表 11-1 津与液的鉴别

	津	液
性状	较清稀,流动性较大	较稠厚,流动性较小
分布	散布于体表皮肤、肌肉和孔窍,渗注于血脉	灌注于骨节、脏腑、脑、骨髓等处
功能	滋润	濡养

(1)津液的生成:津液来源于饮食水谷。胃"游溢精气"而吸收饮食水谷中的部分精微;小肠泌别清浊,吸收大量水液;大肠吸收食物残渣中的部分水液。胃、小肠、大肠所吸收的水液,上输于脾,经脾的运化,转化为津液。

(2)津液的输布:津液经过脾的转输、肺的通调水道、肾的蒸腾气化,借三焦为通道,输布于全身。

(3)津液的排泄:津液的排泄与肾、肺、大肠、膀胱等脏腑的生理功能密切相关,主要通过排出尿液和汗液来完成。此外,呼吸和排便也会耗损部分水分。

2. 津液的功能

(1)滋润濡养:津液来自于水谷精微,又是液态物质,具有滋润濡养脏腑组织器官的作用。如灌注于内脏,则滋养脏腑;渗注于骨及脑,能充养骨髓、脑髓;流注于关节,能润滑关节;布散于体表,能润泽肌肤、毛发;输注于孔窍可滋润鼻、目、口、耳等官窍。

(2)化生血液:津液渗入脉中,则成为血液的组成部分,起到濡养和滑利血脉的作用。

五、精、气、血、津液之间的关系

(一)气与血的关系

气与血相互依存、相互为用。二者关系可概括为"气为血之帅,血为气之母"。

1. 气为血之帅 包括气能生血、行血、摄血三个方面。

(1)气能生血:一是指气为生血的物质基础,主要是指营气是血液的组成部分;二是指血的生成是通过气的运动变化完成的。从摄入饮食物,到转化成水谷精微;水谷精微转化成营气和津液;营气和津液再转化成赤色的血液。其中的每一个过程都是气化的结果。

(2)气能行血:是指气能推动血的运行。一方面,气能直接推动血的运行;另一方面,气又能通过促进脏腑的功能活动推动血液运行。如血的正常运行需要心气的推动、肺气的宣散、肝气的疏泄调达等。气行则血行,气滞则血瘀。

（3）气能摄血：是指气能统摄血液循于脉道而不溢出脉外。气能摄血主要体现在脾气统血的生理功能中。如果气虚不能统摄血液，则血溢于脉外，可见便血、崩漏等各种出血证，称"气不摄血"或"脾不统血"。

2. 血为气之母　包括血能养气、载气两个方面。

（1）血能养气：气舍于血，血不断为气的生成提供营养，血是气的物质基础。血盛则气旺，血虚则气少。

（2）血能载气：血是气的载体。气存在于血液之中，依附于血而不致散失，依赖于血液的运行而布达全身，故血能载气。大失血的患者，气也随之涣散，可形成气随血脱的证候。

（二）气与津液的关系

1. 气对津液的作用　包括气能生津、行津、摄津三个方面。

（1）气能生津：气为津液生成的动力。津液的生成来源于水谷之精气，而水谷精气的生成又依赖于脾胃的运化功能。气能激发推动脾胃的运化功能，化生津液。

（2）气能行津：气的运动是津液输布和排泄的动力。人体内津液的输布和排泄，全赖气的升降出入运动。如肺的宣发肃降、脾的运化转输、肾的蒸腾气化，都是气的作用，即"气行则水行"。

（3）气能摄津：气能控制体内津液的排泄，防止其无故流失。

2. 津液对气的作用　津能载气，是指津液也是气运行的载体之一。气依附于津液而存在，故说津能载气。

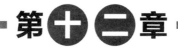

第十二章

经络与腧穴

经络与腧穴是中医理论体系的重要组成部分。它不仅是针灸学的理论核心,也是中医护理学的重要内容。经络是人体运行气血、联络脏腑、沟通内外、贯穿上下的通路;腧穴是人体脏腑经络之气输注于体表的部位。腧穴通过经络,内连脏腑,外连肌肉、皮肤。脏腑的病变可由经络反映到体表,因此,临床上可通过对体表腧穴的刺激,调节人体脏腑、气血的功能,从而达到防病治病的目的。

第一节 经 络 总 论

经络学说是研究人体经络系统的循行分布、生理功能、病理变化及其与脏腑间相互关系的学说。

一、经络的概念

经络是经脉和络脉的总称。经,有路径的含义,经脉贯通上下,沟通内外,是经络系统中的主干;络有网络的含义,络脉是经脉别出的分支,较经脉细小,纵横交错,遍布全身。

二、经络系统的组成

经络系统由经脉和络脉组成(图12-1)。

三、十二经脉

十二经脉是手三阴经(肺、心包、心)、手三阳经(大肠、三焦、小肠)、足三阴经(脾、肝、肾)、足三阳经(胃、胆、膀胱)的总称。它们是经络系统的主体,故又称"正经"。

(一)命名与分布

十二经脉的命名,包括了手足、阴阳、脏腑三个要素。十二经脉对称地分布于人体的两侧,分别循行于上肢或下肢的内、外侧,分属于一脏或一腑。行

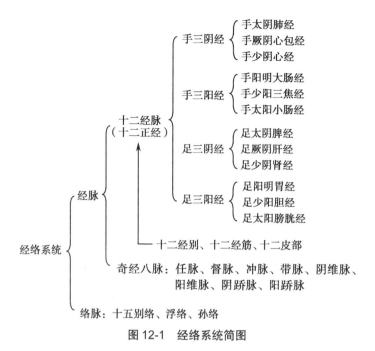

图 12-1 经络系统简图

于上肢为手经,行于下肢为足经;行于肢体内侧为阴经,行于肢体外侧为阳经;阴经属脏,阳经属腑。

(二)循行走向和交接规律

十二经脉的循行走向:手三阴经从胸走手,手三阳经从手走头,足三阳经从头走足,足三阴经从足走腹胸。

十二经脉的交接规律是相表里的阴经与阳经在手足末端交接,同名阳经在头面部交接,相互衔接的阴经在胸部交接。

由于十二经脉通过手足阴阳表里经的联接而逐经相传,所以就构成了一个周而复始、如环无端的传注系统。气血通过经脉,内到脏腑器官,外达肌表,营养全身。

四、奇经八脉

奇经八脉是任脉、督脉、冲脉、带脉、阴维脉、阳维脉、阴跷脉、阳跷脉的总称。它们与十二正经不同,既不直属于脏腑,又无表里配合关系,"别道其行",故称"奇经八脉"。

(一)循行

八脉中的督脉、任脉、冲脉皆起于胞中,同出会阴,称为"一源三歧"。其中督脉行于腰背正中,上至头面;任脉行于胸腹正中,上抵颏部;冲脉与足少阴肾经相并上行,环绕口唇。带脉起于胁下,环身一周,状如束带。

(二)功能

奇经八脉纵横交错地分布于十二经脉之间,其功能主要体现在两个方面。其一,奇经八脉加强了十二经脉之间的联系,如督脉与六阳经皆有联系,具有总督一身诸阳的作用,称为"阳脉之海",督脉在循行时属肾入脑,故与脑、骨髓、肾有密切联系;任脉与六阴经皆有联系,具有总督一身诸阴的作用,称为"阴脉之海",任与"妊"相通,与女子妊娠有关;冲脉与任脉、督脉、足少阴肾经、足阳明胃经等有联系,具有涵蓄十二经气血的作用,称为"十二经之海",又称"血海",与妇女的月经有密切关系;带脉约束联系了纵行于躯干部的诸条足经。其二,奇经八脉对十二经脉气血有蓄积和渗灌的调节作用。

五、十五络脉

"络"有联络之意,络脉纵横交错于表里经脉之间,加强了表里两经的联系。络脉有别络、孙络和浮络之分。十二经脉在四肢部各分出一条络脉,再加躯干部的任脉络、督脉络及脾之大络,总称为"十五别络"。十五别络是络脉中比较主要的部分。孙络,是从别络分出的细小络脉,即《灵枢·脉度》中所谓的"络之别者为孙"。孙络遍布全身,难以计数。络脉分布在皮肤表面、浮显易见者称为"浮络",即《灵枢·经脉》中所谓的"诸脉之浮而常见者"。

十五络脉的分布有一定规律。其中,十二经的别络均从相关正经四肢肘膝关节以下的络穴处分出,然后走向互为表里的经脉,即阳经的络脉别走于相表里的阴经,阴经的络脉别走于相表里的阳经。络脉的分布沟通了表里两经,加强了两者之间的联系。此外,络脉的分布路线还补充了经脉循行的不足,任脉之络分布腹部,以沟通腹部诸阴经经气;督脉之络上行后背、头项,以沟通背、头部诸阳经经气;脾之大络则横行散布于胸胁之间。任、督之络和脾之大络及孙络、浮络等,起渗灌气血的作用。

络脉与经别都能加强表里两经之间的联系,所不同者:经别主内,没有所属腧穴,也没有所主病症;络脉则主外,各有一个络穴,并各有所主病症。

六、经络的生理功能和经络学说的临床应用

(一)经络的生理功能

1. 联络脏腑、沟通肢窍　人体的五脏六腑、四肢百骸、五官九窍、皮肉筋骨等组织器官,之所以能够保持相对的协调与统一,完成正常的生理活动,是依靠经络系统的联络沟通实现的。

2. 运输气血、濡养全身　气血是人体生命活动的物质基础,必须依赖经络的传注,才能输布全身,以温养濡润全身各脏腑组织器官,维持机体正常功能。

3. 抵御外邪、保卫机体　由于经络能够"行气血而营阴阳",营气行于脉中,卫气行于脉外,使营卫之气密布于周身,起到抵御外邪、保卫机体的作用。

（二）经络学说的临床应用

1. 阐释病理变化　经络是人体内外通达的一个通路,疾病状态下又是病邪传注的途径。如心火亢盛下移小肠,出现小便赤涩灼痛;而小肠有热,随经络上犯于心,出现心烦、口舌生疮的心火上炎证。

2. 指导疾病诊断　由于经络有一定的循行部位和脏腑络属,可以反映所属脏腑的病证,因而在临床上可以用于疾病的诊断。如足太阳膀胱经行于后头部及项背部,临床上后头部连及项部疼痛可考虑足太阳膀胱经病变。

3. 指导临床治疗　针灸、推拿治病是通过刺激腧穴,以疏通经气,恢复调节人体气血的功能,从而达到治病的目的。临床治疗时通常根据经脉循行和主治特点进行循经取穴。如胃痛循经选取足三里、梁丘穴,下牙痛取合谷穴,上牙痛取内庭穴等。

4. 指导预防保健　临床上可用调理经络的方法来预防疾病。如古今把灸足三里穴作为保健的方法之一。

第二节　腧 穴 总 论

腧穴是穴位的统称,是人体脏腑经络之气输注于体表的特殊部位。"腧"具有运输和输注的意思,"穴"有孔隙、孔穴的意思。

一、腧穴的分类

腧穴分为十四经穴、经外奇穴、阿是穴三类。

（一）十四经穴

十四经穴简称"经穴",是指归属于十二经脉和任、督二脉上的腧穴,现有 361 个。十四经穴既有具体的名称、归经,又有固定的位置,是腧穴的主要部分。

（二）经外奇穴

经外奇穴简称"奇穴",是指既有具体的名称,又有明确的位置,但不归属于十四经脉的腧穴。这类腧穴对某些病证具有特殊的治疗作用,如四缝穴治疗小儿疳积等。

（三）阿是穴

阿是穴又称天应穴、不定穴等。这一类腧穴既无具体名称,又无固定位置,而是以压痛点或与病痛有关的反应点作为针灸施术的部位。

腧穴有反映病证、协助诊断的作用。如肠痛患者,有时在阑尾穴处有压痛；长期消化不良的患者可在脾俞穴处见到异常变化。

二、腧穴的治疗作用

1. 近治作用 是指腧穴均有治疗其所在部位及其邻近组织、器官病证的作用，即"腧穴所在，主治所能"。

2. 远治作用 是指十二经脉在四肢肘、膝关节以下的腧穴，不仅具有治疗局部病证的作用，还具有治疗本经循行所及的远端部位脏腑、组织、器官病证的作用，即"经脉所过，主治所及"。如合谷穴不仅能治疗上肢病证，还可以治疗颈部、头面部病证。

3. 特殊作用 腧穴的特殊作用包括两个方面。一是指有些穴位的治疗作用具有相对特异性，如针刺大椎穴能退热、灸至阴穴可矫正胎位等。二是指针刺某些腧穴，对机体的不同状态可起到双向的良性调节作用。如泄泻时，针刺天枢穴能止泻；便秘时，针刺天枢穴又能通便。心动过速时，针刺内关穴能使心率减慢；心动过缓时，针刺内关穴又可使心率增快而恢复正常。

三、腧穴的定位方法

（一）体表解剖标志定位法

体表解剖标志定位法又称"自然标志定位法"，是以人体解剖学的各种体表标志为依据来确定腧穴位置的方法，可分为两种。

1. 固定标志 是指不受人体活动影响而位置固定不移的标志，如五官、爪甲、乳头、肚脐、骨节的突起或凹陷等，在乳头中央取乳中穴、肚脐中央取神阙穴。

2. 活动标志 是指需要采取相应的动作姿势才会出现的标志，包括皮肤的皱襞、肌肉的凹陷、肌腱的显露以及某些关节间隙等，如张口取耳门穴，闭口取下关穴等。

（二）骨度折量定位法

骨度折量定位法是指以患者体表骨节为主要标志折量其全身各部的长度和宽度，定出分寸，用于腧穴定位的方法。即将设定的两部位之间的长度折量为一定的等份，每一等份为 1 寸（表 12-1）。

（三）指寸定位法

指寸定位法是指依据患者本人手指所规定的分寸量取腧穴的定位方法，也称"手指同身寸定位法""手指比量法"。临床常用的指寸定位法有以下 3 种：

1. 中指同身寸 是以患者的中指屈曲成环形，以中指中节桡侧两端纹头之间的距离为 1 寸。

2. 拇指同身寸 是以患者拇指的指间关节的宽度作为 1 寸。

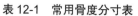

表 12-1　常用骨度分寸表

部位	起止点	折量寸/寸	度量法	说明
头面部	前发际正中至后发际正中	12	直寸	用于确定头部经穴的纵向距离
	眉间（印堂）至前发际正中	3	直寸	用于确定前发际及其头部经穴的纵向距离
	第 7 颈椎棘突下（大椎）至后发际正中	3	直寸	用于确定后发际及其头部经穴的纵向距离
	眉间（印堂）至第 7 颈椎棘突下（大椎）	18	直寸	前后发际线不明显时，用于确定其头部经穴的纵向距离
	两额发角（头维）之间	9	横寸	用于确定头前部经穴的横向距离
	耳后两乳突（完骨）之间	9	横寸	用于确定头后部经穴的横向距离
胸腹胁部	胸骨上窝（天突）至胸剑联合中点（歧骨）	9	直寸	用于确定胸部任脉经穴的纵向距离
	胸剑联合中点（歧骨）至脐中	8	直寸	用于确定上腹部经穴的纵向距离
	脐中至耻骨联合上缘（曲骨）	5	直寸	用于确定下腹部经穴的纵向距离
	两乳头之间	8	横寸	用于确定胸腹部经穴的横向距离
	腋窝顶点至第 11 肋游离端（章门）	12	直寸	用于确定胁肋部经穴的纵向距离
背腰部	肩胛骨内缘（近脊柱侧点）至后正中线	3	横寸	用于确定背腰部经穴的横向距离
	肩峰缘至后正中线	8	横寸	用于确定肩背部经穴的横向距离
上肢部	腋前、后纹头至肘横纹（平肘尖）	9	直寸	用于确定上臂部经穴的纵向距离
	肘横纹（平肘尖）至腕横纹	12	直寸	用于确定前臂部经穴的纵向距离
下肢部	耻骨联合上缘至股骨内上髁上缘	18	直寸	用于确定大腿内侧足三阴经穴的纵向距离
	胫骨内侧髁下方至内踝尖	13	直寸	用于明确小腿内侧部位腧穴的纵向距离
	股骨大转子至腘横纹	19	直寸	用于确定大腿外后侧足三阳经穴的纵向距离（臀沟至腘横纹相当 14 寸）
	腘横纹至外踝尖	16	直寸	用于确定小腿外后侧足三阳经穴的纵向距离

3. 横指同身寸　令患者将示指、中指、无名指和小指并拢，以中指近心端指间关节的伸侧横纹为标志，其四指的宽度为 3 寸。又称为"一夫法"。

（四）简便取穴法

简便取穴法是临床长期实践摸索得出的一种简便易行的取穴方法,如立正姿势,垂手中指指端取风市穴;垂肩屈肘平肘尖处取章门穴等。

第三节 常用腧穴

一、十四经穴

（一）列缺（手太阴肺经）

1. 定位 桡骨茎突上方,腕掌侧远端横纹上 1.5 寸。

简便取穴法:双手虎口自然十字交叉,一手示指按在另一手桡骨茎突上,示指尖下凹陷中即是列缺穴。

2. 主治要点 《四总穴歌》载"头项寻列缺"。按摩列缺可以治疗外感头痛、项强、咳嗽、气喘、咽喉肿痛、口喎、齿痛等,常配伍合谷穴。

（二）少商（手太阴肺经）

1. 定位 在拇指末节桡侧,距指甲角 0.1 寸。

2. 主治要点 咽喉肿痛、中风、中暑、昏厥、发热、癫狂等。

（三）合谷（手阳明大肠经）

1. 定位 在手背,第 1、2 掌骨间,当第 2 掌骨桡侧的中点处。

简便取穴法:以一手拇指指关节横纹压在另一手拇、示指之间的指蹼缘上,当拇指尖下即合谷穴。

2. 主治要点

（1）《四总穴歌》载:"面口合谷收",本穴是治疗头面五官病的要穴,如外感头痛、头晕、目赤肿痛、鼻渊、鼻衄、下牙痛、牙关紧闭、耳聋、疟腮、面瘫、面肌抽搐等。

（2）有较好的全身镇痛作用,特别对牙痛,有明显止痛效果。

（3）退热,可治发热无汗,对感冒发热的效果较好。

（4）对汗液分泌有双向调节作用,即无汗能汗,多汗能止。

3. 禁忌 孕妇禁用。

（四）曲池（手阳明大肠经）

1. 定位 在肘横纹桡侧端,屈肘时当尺泽穴与肱骨外上髁连线的中点处。

2. 主治要点

（1）擅长治疗热证,咽喉肿痛,皮肤病,上肢肿痛、麻痹、瘫痪等。

（2）每日按压曲池穴 1~2min,使酸胀感向下扩散,有预防高血压的作用。

（五）迎香（手阳明大肠经）

1. 定位　在鼻翼外缘中点旁开约 0.5 寸，当鼻唇沟中。

2. 主治要点

（1）治鼻病要穴，用于鼻塞流涕、不闻香臭等。

（2）经常按摩迎香穴可以预防感冒。

（六）天枢（足阳明胃经）

1. 定位　脐中旁开 2 寸处。

2. 主治要点

（1）对肠道功能有双向良性调节作用，可治疗腹痛、腹胀、肠鸣、泄泻、痢疾、便秘等。

（2）月经不调、痛经。

（七）足三里（足阳明胃经）

1. 定位　小腿前外侧，犊鼻穴下 3 寸，胫骨前嵴外一横指处。

2. 主治要点

（1）胃肠道疾病要穴，用于治疗胃胀、胃痛、嗳气、吞酸、呕吐、呃逆、腹痛、腹泻、便秘、痢疾等症。

（2）本穴有强壮补虚的作用。中医有"若要安，三里常不干"的说法，常灸足三里穴对人体各系统有调理之功，具有扶正培元、平衡阴阳、祛邪防病的作用，可使人体元气不衰，延年益寿。常与气海、关元、膏肓穴配伍。

（3）足三里穴位注射治疗放、化疗所致白细胞减少症，术后早期炎性肠梗阻，小儿哮喘，风疹等。

（4）配伍环跳、风市、阳陵泉、悬钟等穴治疗下肢麻木、疼痛、功能障碍等。

（5）配伍曲池、太冲、风池穴降血压。

（八）丰隆（足阳明胃经）

1. 定位　外踝高点上 8 寸，条口穴外开 1 寸。

2. 主治要点　是全身祛痰之要穴，用于治疗痰多湿盛导致的咳嗽、头痛、眩晕、腹胀、便秘、癫狂、下肢痿痹等症。

（九）三阴交（足太阴脾经）

1. 定位　小腿内侧，内踝尖上 3 寸，胫骨内侧面后缘。

2. 主治要点

（1）生育、小溲方面的病证都以本穴为主穴之一进行治疗，可用于月经不调、崩漏、赤白带下、阴挺、痛经、滞产、不孕、遗精、阳痿、遗尿、小便不利等的治疗。

（2）胃肠道疾病要穴，可治疗因脾胃虚弱而导致的消化系统疾病，常与足三里穴配伍。

3. 禁忌 孕妇禁用。

（十）阴陵泉（足太阴脾经）

1. 定位 胫骨内侧髁后下方凹陷处。

2. 主治要点 脾虚湿盛所致的腹胀、泄泻、水肿、小便不利等。

（十一）神门（手少阴心经）

1. 定位 腕横纹尺侧端，尺侧腕屈肌腱的桡侧凹陷处。

2. 主治要点 凡心主血脉、心主神志的功能异常导致的疾病都可取本穴治疗，如心烦、心痛、健忘、失眠、惊悸、怔忡等，多与三阴交穴配伍。

（十二）后溪（手太阳小肠经）

1. 定位 在手掌尺侧，微握拳，当第5掌指关节后的掌横纹头赤白肉际处。

2. 主治要点 头项强痛、肩背痛、目赤肿痛等。

（十三）肺俞（足太阳膀胱经）

1. 定位 在背部，当第3胸椎棘突下，旁开1.5寸。

2. 主治要点

（1）治疗各种肺疾的常用穴，如感冒发热、咳嗽、哮喘、肺痨、盗汗、咯血等。

（2）肺主毛皮，故可用治皮肤疾病，如荨麻疹等。

（十四）心俞（足太阳膀胱经）

1. 定位 在背部，当第5胸椎棘突下，旁开1.5寸。

2. 主治要点 心痛、心悸、癫狂痫、癔症、失眠、健忘等心神疾病。

（十五）脾俞（足太阳膀胱经）

1. 定位 在背部，当第11胸椎棘突下，旁开1.5寸。

2. 主治要点

（1）腹胀、呕吐、泄泻等脾胃诸疾。

（2）脾胃虚弱，脾不统血，血不归经导致的皮下出血、崩漏等。

（十六）肾俞（足太阳膀胱经）

1. 定位 在背部，当第2腰椎棘突下，旁开1.5寸。

2. 主治要点 遗精、阳痿、月经不调、水肿、耳鸣、耳聋、腰膝酸软、精神疲惫等属于肾气不足、肾精亏乏所致的疾病。

（十七）委中（足太阳膀胱经）

1. 定位 在腘横纹中央，当股二头肌肌腱与半腱肌肌腱的中间。

2. 主治要点 《四总穴歌》载："腰背委中求"。本穴是治疗腰背及下肢疼痛、半身不遂等疾病的常用穴。

（十八）涌泉（足少阴肾经）

1. 定位 在足底部，足趾跖屈时，约当足底（去趾）前1/3与后2/3交界处凹陷中。

2. 主治要点

（1）可治疗肾虚虚火上浮导致的顽固性头痛、失眠、咽喉炎、牙痛、高血压等。

（2）有急救作用，是治疗昏迷、休克、小儿惊风、昏厥的有效穴位。

（十九）太溪（足少阴肾经）

1. 定位　在内踝高点与跟腱之间的凹陷处。

2. 主治要点　本穴是补肾要穴。各种肾虚之证，均以本穴为主穴，如遗精、阳痿、月经不调、小便频数、便秘、头晕、耳鸣、耳聋、齿痛、咽痛、失眠、健忘、腰痛等。

（二十）内关（手厥阴心包经）

1. 定位　腕横纹上 2 寸，掌长肌腱与桡侧腕屈肌腱之间。

2. 主治要点

（1）"心胸内关谋"，内关穴是治疗心痛、心悸、胸闷、胸痛的主穴。按揉内关穴，对心律失常有双向调节作用。

（2）治疗失眠的要穴（尤其对心理压力比较大，焦虑导致的失眠效果更佳）。

（3）对晕车出现的恶心呕吐，手指重按亦有效。

（二十一）支沟（手少阳三焦经）

1. 定位　在前臂伸侧，当阳池与肘尖的连线上，腕背横纹上 3 寸，尺骨与桡骨之间。

2. 主治要点

（1）各种原因导致的胁肋疼痛，多与丘墟穴配伍。

（2）与丰隆穴配伍，治疗便秘。

（二十二）风池（足少阳胆经）

1. 定位　在颈部，当枕骨之下与风府穴相平，胸锁乳突肌与斜方肌上端之间的凹陷处。

2. 主治要点

（1）风寒、风热导致的头痛、鼻塞、恶寒、发热，可使用本穴。

（2）内风导致的头痛、眩晕、中风舌强不语。

（3）治疗目疾的主穴之一。

（二十三）肩井（足少阳胆经）

1. 定位　在肩上，当大椎穴与肩峰连线的中点。

2. 主治要点

（1）肩背疼痛、上肢不遂。

（2）乳少、乳痈。

3. 禁忌　孕妇禁用。

（二十四）环跳（足少阳胆经）

1. 定位 在股外侧部，侧卧屈股，当股骨大转子最凸点与骶管裂孔连线的外 1/3 与中 1/3 交点处。

2. 主治要点 是治疗下肢不遂及疼痛的主要穴位。

（二十五）阳陵泉（足少阳胆经）

1. 定位 在小腿外侧，当腓骨小头前下方凹陷处。

2. 主治要点

（1）肝胆气郁或肝胆湿热所致的胁肋疼痛、口苦、黄疸。

（2）下肢疾病的常用穴位，如半身不遂、下肢痿痹、麻木、膝肿痛等。

（二十六）太冲（足厥阴肝经）

1. 定位 在足背，当第 1、2 跖骨结合部之前凹陷处。

2. 主治要点

（1）头面部病证：头痛、眩晕、目赤肿痛、咽喉肿痛。

（2）泌尿生殖系统病证：月经不调、尿闭、遗尿、疝气、崩漏。

（二十七）关元（任脉）

1. 定位 前正中线上，脐下 3 寸。

2. 主治要点

（1）灸关元有温补元气的作用，治疗中风虚脱、虚劳羸瘦、急性吐泻导致的元气暴脱，以及生育、小溲方面的疾病属于肾虚元气不足者。

（2）湿热所致的泄痢、带下、小便频数。

（二十八）神阙（任脉）

1. 定位 脐窝中央。

2. 主治要点

（1）隔盐灸本穴治疗中风脱证、急性吐泻导致的元气暴脱，虚寒性痢疾，脱肛等。

（2）神阙穴贴敷治疗腹泻、便秘、痛经等病症。

（二十九）中脘（任脉）

1. 定位 在上腹部，前正中线上，脐上 4 寸。

2. 主治要点 急、慢性胃炎，消化性溃疡病，胃痛，腹胀，消化不良，恶心，呕吐，泄泻。穴位注射中脘、内关、足三里穴可治疗顽固性呃逆。

（三十）膻中（任脉）

1. 定位 在胸部，当前正中线上，平第 4 肋间隙。

2. 主治要点 咳嗽、气喘、心悸、心烦、乳少。

（三十一）大椎（督脉）

1. 定位 后正中线上，第 7 颈椎棘突下凹陷中。

2. 主治要点

（1）主治表证、热证的主穴之一。

（2）治疗疟疾的首选穴。

（3）治疗各种皮肤病、腰背痛的常用穴。

（三十二）百会（督脉）

1. 定位　当头部正中线与两耳尖连线的交点处，前发际正中直上5寸。

2. 主治要点

（1）各种原因导致的头痛、眩晕。

（2）艾灸百会有提升阳气的作用，常用于子宫脱垂、胃下垂、久泻久痢等疾病的治疗。

（三十三）水沟（督脉）

1. 定位　在面部，当人中沟的上1/3与中1/3交点处。

2. 主治要点

（1）急救要穴之一，用指甲按掐本穴可治疗昏迷，晕厥，中暑，癫狂，痫证，急、慢惊风。

（2）面部疾病常用穴，治疗鼻塞、鼻衄、齿痛、牙关紧闭等。

二、经外奇穴

（一）太阳

1. 定位　在颞部，当眉梢与目外眦之间向后约1横指的凹陷处。

2. 主治要点　头痛。

（二）四缝

1. 定位　在第2～5指掌侧，近端指间关节的中央，一侧四穴。

2. 主治要点　三棱针点刺出血，或挤出少量黄白色透明黏液，治疗小儿疳积、百日咳。

（三）十宣

1. 定位　在手十指尖端，距指甲游离缘约0.1寸处，左右共10穴。

2. 主治要点　咽喉肿痛、高热、中暑、小儿惊厥。

第十三章

病 因 病 机

中医学认为，人体是一个有机的整体，脏腑组织之间及其与外界环境之间始终保持着一种相对动态平衡的状态，从而维持着机体正常的生命活动。当这种动态平衡因某种原因遭到破坏，又不能自行调节恢复时，人体就会发生疾病。病因病机，主要探讨破坏这种平衡的原因，以及疾病发生、发展与变化的机制。

第一节 病 因

病因，是指破坏人体相对平衡状态而引发疾病的原因，又称"致病因素""病邪"等，包括外感病因、七情以及其他病因等。

一、外感病因

外感病因是指来源于自然界，多从肌表、口鼻侵入机体而发病的病邪，主要包括六淫、疠气等。

（一）六淫

六淫，即风、寒、暑、湿、燥、火六种外感病邪的统称。在正常情况下，风、寒、暑、湿、燥、火是自然界六种不同的气候变化，称为"六气"。当气候变化异常，或人体正气不足时，"六气"才成为致病因素，侵犯人体发生疾病，这种情况下的"六气"便称为"六淫"。淫，有太过、浸淫之意。由于六淫是不正之气，故又称其为"六邪"。

1. 风 风为春季的主气，但风邪致病一年之中均可发生。风邪是六淫中最主要的致病因素。风邪有以下性质及致病特点：

（1）风为阳邪，其性开泄，易袭阳位：风性具有轻扬、向上、升发、向外的特性，故属阳邪。风邪伤人易侵犯人体的头面、肌表等阳位，使腠理疏泄而开张，多见头痛、汗出、恶风等症。

（2）风性善行而数变：善行指病位游移，行无定处，如痹证中之"风痹"，常见游走性关节疼痛，痛无定处；数变是指发病迅速，变幻无常，如隐疹，发病

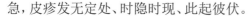

急、皮疹发无定处、时隐时现、此起彼伏。

（3）风性主动：风邪致病具有动摇不定的特征。临床所见如眩晕、震颤、四肢抽搐等症，多属风的病变。

（4）风为百病之长：六淫中其他病邪多依附于风邪而侵犯人体，如风寒、风热、风湿等，故风邪常为外邪侵犯机体的先导。

2. 寒　寒为冬季的主气。寒邪伤于肌表称为"伤寒"；寒邪直中脏腑称为"中寒"。寒邪有以下性质及致病特点：

（1）寒为阴邪，易伤阳气：寒为阴气盛的表现，故属阴邪。寒邪致病，最易损伤人体阳气，证候呈现寒象。如寒邪伤表，卫阳郁遏则恶寒；寒邪直中脾胃，脾阳受损则脘腹冷痛、呕吐、腹泻等。

（2）寒性凝滞：寒邪伤人可致经脉气血凝滞、运行不畅，"不通则痛"，从而出现各种疼痛症状，如寒邪束表，则周身疼痛；寒伤中阳，则脘腹冷痛；寒邪阻滞经络，则肢体关节冷痛。

（3）寒性收引：寒邪侵入人体，可使气机收敛，腠理、经络、筋脉收缩而挛急，如寒邪袭表，可致腠理闭塞，汗孔闭合，症见恶寒、无汗、脉浮紧；寒客经络关节，筋脉拘急收引，则见关节屈伸不利、拘挛疼痛等。

3. 暑　暑为夏季的主气。暑邪有以下性质及致病特点：

（1）暑为阳邪，其性炎热：暑为夏季的火热之气所化，其性炎热，故为阳邪。暑邪伤人，多见高热、汗出、烦渴等阳热亢盛之象。

（2）暑性升散，伤津耗气：暑为阳邪，易升易散。暑邪伤人，易使腠理开泄而多汗；汗出过多，耗伤津液，可见心烦口渴、小便短赤；大量汗出，气随津脱而致气虚乏力，甚则出现突然昏倒、不省人事等。

（3）暑多挟湿：夏季炎热，人多贪凉饮冷，且多雨潮湿，故暑邪为病，常兼挟湿邪。其临床表现除发热、烦渴外，常兼见头身困重、胸闷呕恶、便溏不爽等症。

4. 湿　湿为长夏的主气。长夏，正值夏秋之交，为一年中湿气最盛的季节，故多湿病。湿邪有以下性质及致病特点：

（1）湿为阴邪，易阻气机，损伤阳气：湿性类水，故为阴邪。湿邪易使气机升降失常，经络阻滞，出现脘痞腹胀、小便不利、大便不爽。脾喜燥恶湿，故湿邪最易困阻脾阳，而见泄泻、尿少，甚则水肿等症。

（2）湿性重浊：重，体现在湿邪犯体，常使人感觉头重如裹、周身困重、四肢倦怠，如湿邪留滞经络关节，可见关节疼痛重着。浊，多指分泌物、排泄物等秽浊不清，如面垢眵多、大便溏泻、小便浑浊、下痢脓血、妇女带下过多、湿疹流水等。

（3）湿性黏滞：主要表现在两方面。一是指症状的黏滞性，如大便黏腻不爽、小便滞涩不畅、舌苔黏腻厚浊等；二是指病程的缠绵性，湿病病程较长或反复发作，缠绵难愈，如湿疹、湿痹等。

（4）湿性趋下，易袭阴位：湿邪有下趋的特性，易伤及人体下部。如湿邪为病的水肿，多以下肢明显；湿邪下注，可见带下、淋浊、泻痢等疾病。

5. 燥　燥为秋季的主气，故又称秋燥。初秋尚热，挟有夏热之余气，多为温燥；深秋已凉，又有近冬之寒气，多为凉燥。燥邪有以下性质及致病特点：

（1）燥性干涩，易伤津液：外感燥邪最易耗伤人体的津液，造成阴津亏虚的证候，可见口鼻干燥、咽干口渴、皮肤干涩甚至皲裂、毛发不荣、小便短少、大便干结等症。

（2）燥易伤肺：肺为娇脏，喜润恶燥，燥伤肺津，表现为干咳少痰，或痰黏难咯，甚则痰中带血。

6. 火　火为热之极，二者程度不同，但性质一致。火热之邪一般旺于夏季，但不如暑邪有明显的季节性，也不受季节气候限制。火邪有以下性质及致病特点：

（1）火为阳邪，其性炎上：火为阳邪，阳盛则热，故见高热、烦渴、汗出、脉洪数等症。其性炎上，火邪致病证候多表现在人体的上部，如心火上炎，则见口舌生疮；胃火炽盛，可见牙龈肿痛；肝火上炎，常见目赤肿痛等。

（2）火易伤津耗气：火热之邪消灼津液，故常兼有口渴喜饮、咽干舌燥、小便短赤、大便秘结等症。此外，火迫津泄，气随津脱，可导致气虚，而见体倦乏力、少气懒言等。

（3）火易生风动血：火热之邪侵犯人体，灼伤津液，使筋脉失其濡养而致肝风内动，称为"热极生风"，表现为高热、神昏谵语、四肢抽搐、项背强直、角弓反张、目睛上视等症；灼伤脉络，迫血妄行，可致各种出血证，如吐血、衄血、皮肤发斑及妇女月经过多、崩漏等。

（4）火易致肿疡：火热之邪入于血分，可聚于局部，腐蚀血肉，发为痈肿疮疡，表现为红肿热痛，甚则化脓溃烂。

（二）疠气

疠气，是一类具有强烈传染性的外邪。中医文献中，又称"瘟疫""疫气""疫毒"等。

1. 疠气的致病特点

（1）传染性强，易于流行：疠气主要通过空气、饮食、接触等途径传播，具有强烈的传染性和流行性。

（2）发病急骤，病情危重：疠气致病，潜伏期较短，甚可"触之者即病"，且病情凶险，发展变化快，死亡率高。

（3）一气　病，症状相似：一种疠气仅导致一种疫病发生，故当某一种疠气流行时,其临床症状基本相似。

2. 疠气流行的发生因素

(1)气候因素:自然气候的反常变化,如久旱、洪涝、酷热、湿雾瘴气等。

(2)环境与饮食因素:如空气、水源、食物的污染等。

(3)预防因素:如没有及时做好预防隔离工作,也是导致疠气流行的因素。

(4)社会因素:战乱、贫穷落后、社会动荡不安,均可导致疠气流行。只有国家安定、做好卫生防疫工作,采取积极有效的预防和治疗措施,才能防止疠气的发生与流行。

二、七情

七情即喜、怒、忧、思、悲、恐、惊七种情志变化,是人体对外界客观事物的不同情绪反映。正常情况下,一般不会使人致病,只有突然、强烈或长期持久的情志刺激,超过了人体自身生理调节范围,使气机紊乱、脏腑阴阳气血失调,才会导致疾病的发生。由于它是造成内伤病的主要致病因素之一,故又称"内伤七情"。

(一)七情与脏腑气血的关系

情志活动是以五脏的精气作为物质基础的,即七情为五脏精气所化生。人的不同情志活动与五脏有相对应的规律,如心在志为喜,肝在志为怒,脾在志为思,肺在志为忧,肾在志为恐。喜怒思忧恐,统称为"五志",分属五脏,而七情中的悲与惊分属于肺和肾。不同情志变化对各脏腑有不同影响,而脏腑气血变化,也会导致情志变化。

(二)七情的致病特点

1. 直接伤及内脏 暴喜伤心,大怒伤肝,思虑伤脾,悲忧伤肺,惊恐伤肾。临床上以影响心、肝、脾三脏为多见。影响心脏,可见心悸怔忡、失眠多梦、心神不宁,或精神恍惚、哭笑无常,或狂躁妄动、精神错乱。影响肝脏,可见精神抑郁、烦躁易怒、两胁胀痛、嗳气太息、咽中如有物梗塞,或妇女月经不调、乳房胀痛结块。影响脾脏可见不思饮食、脘腹痞满等。

2. 影响脏腑气机 七情内伤常影响脏腑气机,使气机升降失常、气血运行紊乱而发病。

(1)怒则气上:过度愤怒使气血上冲,可见头胀头痛、面红目赤,或呕血,甚则猝然昏倒等。

(2)喜则气缓:在正常情况下,喜能缓和精神紧张,使人心情舒畅。但暴喜过度,又可使心气涣散,神不守舍,出现精神不集中,甚则失神狂乱等。

(3)悲则气消:过度悲忧,使肺气耗伤,可见精神萎靡、气短乏力等。

(4)恐则气下:过度恐惧,使肾气不固,可见二便失禁、遗精等。

（5）惊则气乱：突然受惊，导致心无所依，神无所归，虑无所定而见心悸、惊恐不安等症。

（6）思则气结：思虑劳神过度，气机郁结，脾失健运，而见脘腹胀满、纳呆、便溏等症。

3. 影响病情变化　在许多疾病的演变过程中，病情常因较剧烈的情志波动而加重，或急剧恶化。如有高血压病史的患者，若遇事恼怒，肝阳暴张，血压可迅速升高，而出现头晕目眩，甚则突然昏厥，或昏仆不语、半身不遂、口眼㖞斜等。

三、其他病因

（一）饮食、劳逸

饮食应有一定的节制，劳逸要有合理的安排，否则会影响到脏腑正常的生理功能而致病。

1. 饮食　饮食是人体摄取营养、维持生命活动的必要条件。但若饮食失宜，又是导致疾病发生的重要原因。

（1）饮食不节：饮食以适量为宜，过饥、过饱均可发生疾病。过饥则摄食不足，气血生化之源匮乏，久则气血衰少而为病。过饱或暴饮暴食，超过了脾胃的受纳运化功能，易致饮食积滞，使脾胃受损，可见脘腹胀满、嗳腐泛酸、厌食、吐泻等症。

（2）饮食不洁：进食不清洁、不卫生的食物，可导致多种胃肠道疾病，出现腹痛、吐泻、痢疾等症，或引发肠道寄生虫病。若进食腐败变质、有毒的食物，常出现剧烈腹痛、吐泻等中毒症状，重者可出现昏迷或死亡。

（3）饮食偏嗜：饮食偏嗜，可导致某些营养物质缺乏，或机体阴阳失调而发病。如嗜食肥甘厚味，可致眩晕，或易生疮疡；过食生冷寒凉，可见腹痛、腹泻；偏嗜辛辣，可出现便秘或痔疮等。

2. 劳逸　正常的劳动有助于气血流通，增强体质；必要的休息，可消除疲劳，恢复体力和脑力，不会使人生病。只有在过劳或过逸的情况下，才能成为致病因素而使人发病。

（1）过劳：即过度劳累，包括劳力过度、劳神过度和房劳过度三个方面。

（2）过逸：即过度安逸。如长期不参加劳动，又不进行体育锻炼，可致人体精神不振、肢体软弱、食少乏力，或发胖臃肿，动则心悸、气喘、汗出，甚则可继发其他疾病。

（二）痰饮、瘀血

痰饮和瘀血都是脏腑功能失调所产生的病理产物，但这些病理产物又可反作用于机体，成为一种致病因素，称病理产物性病因。

1. 痰饮　痰和饮都是水液代谢障碍所形成的病理产物。稠厚的为痰，清稀的为饮。

（1）痰饮的形成：痰饮多由外感六淫，或饮食及七情内伤等，使肺、脾、肾三脏功能失调，水液代谢障碍，以致水液停滞而成。

（2）痰饮的致病特点：痰饮停聚的部位不同，导致的病证和临床表现也不相同。如痰壅于肺，则咳喘、咳痰；痰阻于心，可见心悸、胸闷、神昏，甚则癫狂；痰停于胃，则呕恶、脘闷；痰浊上犯头目，则头目眩晕；痰滞经络筋脉，则见瘰疬、痰核、肢体麻木，或半身不遂，或阴疽流注等；痰气凝结于咽喉，可致咽中梗阻，如有异物。饮溢肌肤，则成水肿；饮停胸胁，则胸胁胀满、咳唾引痛；饮在膈上，则咳喘不能平卧；饮在肠间，则腹满食少、肠鸣沥沥有声等。

2. 瘀血　瘀血指体内血液停滞，包括离经之血积存体内，或血行不畅，阻滞于血脉、经络及脏腑内的血液。

（1）瘀血的形成：一是因气虚、气滞、血寒、血热等内伤因素，使血液运行不畅而凝滞；二是由于外伤及其他原因造成出血，不能及时消散或排出而成。

（2）瘀血的致病特点

1）疼痛：多为刺痛，痛处固定不移，拒按，夜间痛甚。

2）肿块：肿块固定不移，在体表多见局部青紫肿胀；在体内，多在患处触及固定不移的肿块，按之痛甚，称为癥积。

3）出血：血色多紫黯，或夹有血块。

4）发绀：面色黧黑或紫黯，肌肤甲错，口唇、爪甲青紫。

5）舌象：舌质紫黯，或有瘀点、瘀斑，舌下静脉曲张。

6）脉象：多见脉细涩、沉弦或结代等。

第二节　病　　机

病机，是指疾病发生、发展与变化的机制。尽管疾病种类繁多，临床表现错综复杂，各种疾病都有各自的病机，但从总体来说，皆不越正邪盛衰、阴阳失调等基本规律。

一、正邪盛衰

正邪盛衰，是指在疾病过程中，机体正气与致病邪气之间的盛衰变化。这种盛衰变化，不仅关系着疾病的发生和发展，而且直接影响着疾病的转归。

（一）正邪盛衰与虚实变化

正邪双方在斗争过程中是互为消长的。一般情况下，正气增长则邪气消退；反之，邪气增长则正气消减。随着正邪的消长，患病机体就反映出虚实两种不同的病理状态,如《素问•通评虚实论》曰:"邪气盛则实,精气夺则虚"。

实,主要指邪气亢盛,是以邪气盛为矛盾主要方面的一种病理反映。主要表现为邪气亢盛而正气未衰,正气足以与邪气抗争,故正邪斗争激烈,临床可见亢盛、有余的实证,如壮热狂躁、腹痛拒按、声高气粗、二便不通、脉实有力等。

虚,主要指正气不足,是以正气虚为矛盾主要方面的一种病理反映。主要表现为正气已虚,无力与邪气抗争,病理反应不剧烈,临床可见一系列虚弱、不足的证候,如神疲倦怠、面容憔悴、心悸气短、自汗盗汗、畏寒肢冷、脉虚无力等。

(二)正邪盛衰与疾病转归

在疾病的发生、发展及转归的过程中,正邪的消长盛衰不是固定不变的。在一般情况下,正胜则邪退,疾病趋于好转而痊愈;邪胜则正衰,疾病趋于恶化,甚则导致死亡。此外,若正邪斗争势均力敌,出现邪正相持,正虚邪恋,或邪去而正未复等情况,则常是许多疾病由急性转为慢性,或遗留某些后遗症,或慢性病持久不愈的主要原因之一。

二、阴阳失调

阴阳失调,是指在疾病过程中,由于致病因素的影响,导致阴阳两个方面失去相对平衡协调,从而形成阴阳的偏胜、偏衰、互损、格拒或亡失等病理状态。

(一)阴阳偏胜

阴阳偏胜是指人体阴或阳偏胜所导致的病理变化,主要见于"邪气盛则实"的实证。

1. 阳偏胜 即阳盛,是指机体在疾病过程中所出现的阳气偏盛,功能亢奋,热量过剩的病理状态。其病机特点多表现为阳盛而阴未虚的实热证。临床多见壮热、汗出、面赤、舌红脉数等,即所谓"阳盛则热"。

2. 阴偏胜 即阴盛,是指机体在疾病过程中所出现的阴气偏盛,功能低下,热量不足,以及阴寒性物质积聚的病理状态。其病机特点多表现为阴盛而阳未虚的实寒证。临床多见形寒肢冷、脘腹冷痛、舌淡脉迟等,即所谓"阴盛则寒"。

(二)阴阳偏衰

阴阳偏衰是指人体阴或阳亏虚所导致的病理变化,主要见于"精气夺则虚"的虚证。

1. 阳偏衰 即阳虚,是指机体在疾病过程中所出现的阳气虚损,功能减退,温煦不足的病理状态。其病机特点多表现为阳气不足,阳不制阴,阴相对亢盛的虚寒证。临床多见畏寒肢冷、面色苍白、大便稀溏、小便清长、舌淡脉迟等,即所谓"阳虚则寒"。

2. 阴偏衰 即阴虚,是指机体在疾病过程中所出现的精、血、津液等阴液亏耗,阴不制阳,阴失濡润滋养的病理状态。其病机特点多表现为阴液不足,阴不制阳,阳相对偏盛的虚热证。临床多见五心烦热、颧红、盗汗、舌红少苔、脉细数等,即所谓"阴虚则热"。

(三)阴阳互损

阴阳互损是指在阴或阳任何一方虚损的前提下,病变发展影响到相对的另一方,形成阴阳两虚的病理变化。

1. 阴损及阳 是指由于阴液亏损,累及阳气生化不足或无所依附而耗散,从而在阴虚的基础上又导致了阳虚,形成了以阴虚为主的阴阳两虚的病理状态。

2. 阳损及阴 是指由于阳气虚损,累及阴液的生化不足或固护失常,从而在阳虚的基础上又导致了阴虚,形成了以阳虚为主的阴阳两虚的病理状态。

(四)阴阳格拒

阴阳格拒是指由于某些原因导致阴或阳的一方偏盛至极,而壅遏于内,将另一方排斥格拒于外,使阴阳间不相维系,出现真寒假热或真热假寒等复杂的临床征象。

1. 阴盛格阳 是指阴寒之邪壅盛于内,逼迫阳气浮越于外,使阴阳之气不相顺接,相互格拒的一种病理状态。阴寒内盛是疾病的本质,但由于格阳于外,在临床上可见面红、烦热、口渴、脉大等假热之象,故称为"真寒假热"。

2. 阳盛格阴 是指邪热内盛,深伏于里,阳气郁闭于内,不能外达于肢体而格阴于外的一种病理状态。阳热内盛是疾病的本质,但由于格阴于外,在临床上则见四肢厥冷、脉象沉伏等假寒之象,故称为"真热假寒"。

(五)阴阳亡失

阴阳亡失是指机体阴液或阳气突然大量地亡失,导致生命垂危的病理状态,包括亡阴和亡阳两类。

1. 亡阳 是指机体阳气突然性亡失,而致全身功能骤然衰竭的病理状态。临床表现多为大汗淋漓、肌肤手足逆冷、神疲倦卧、脉微欲绝等危重虚寒证候。

2. 亡阴 是指机体阴液突然性大量消耗或丢失,而致全身功能严重衰竭的病理状态。临床表现为烦躁不安、口渴欲饮、气喘、手足虽温而汗多欲脱、脉数疾的危重外脱不守证候。

第十四章

常 用 诊 法

中医常用诊法，即通过望、闻、问、切四种诊法收集病情资料，诊察疾病的基本方法，是中医学的重要组成部分。根据中医学的整体观念思想，人体是一个密切联系的有机整体，生理、病理状态均可通过征象表现于外。中医常用诊法就是通过望、闻、问、切四诊，从不同角度收集人体异常的征象，并分析、探求疾病的本质。在临床运用时，必须将中医四诊有机结合。只有四诊合参，才能做出正确的判断。

第一节 望 诊

望诊是观察患者的神、色、形、态，以及分泌物、排泄物的量、色、质等，以获得临床资料的诊察方法。内容包括：望神、望色、望形态、望头面、望五官、望皮肤、望舌、望排泄物和望小儿指纹。

一、望神

望神，主要是通过观察患者的精神状态是否饱满、神志是否清晰、动作是否协调、反应是否灵敏等，以判断脏腑阴阳气血的盛衰和疾病的轻重及预后。一般包括"得神""失神"和"假神"。

1. **得神** 又称有神，是精充神旺的表现。临床表现为精神良好，神志清晰，思维敏捷，呼吸平稳，面色荣润，肌肉不削，动作自如，反应灵敏。提示人体正气充足，精气充盛，机体功能正常，即使患病，也属病情轻浅，预后多良好。

2. **失神** 是精亏神衰的表现。临床表现为精神萎靡，甚则神志不清，神昏谵语，目光呆滞，呼吸缓弱，面色无华，语言错乱，声低气微，形体羸瘦，反应迟钝。提示人体正气受伤，精气衰减，机体功能严重低下，多见于慢性病患者，属病重，多预后不良。

3. **假神** 危急重症患者突然出现精神暂时"好转"的假象，是临终前的预兆。表现为久病、重病之人，本已失神，突然精神转佳，但目光浮光外露；或本已面色晦暗无泽，突然颧红如妆；或本已语声微低断续，忽然言语不休，欲见亲人；或本已毫无食欲，忽然食欲增强等。古人谓之"回光返照"或"残灯复明"，提示人体脏腑精气极度衰竭，阴不敛阳，虚阳外越，阴阳离绝，预后不良。

临床工作中，应将假神和病情好转加以区分。病情好转是逐渐发生的，往往与人体整体状况的好转相一致；假神多见于垂危患者，表现为精神状态、某些临床症状突然的、暂时的好转，与人体整体病情恶化并不相符。

二、望色

望色是指通过观察皮肤的颜色和光泽以了解病情的方法。由于面部血运丰富，故观察面部色泽可推测人体气血盛衰及运行情况。黄种人的健康面色是红黄隐隐、明润而含蓄，称为"常色"。由于体质、环境等因素的不同，常色可有偏白、偏红、偏黑的差异，但光泽荣润，是人体气血充盛、脏腑协调的表现。人体患病时呈现的面部色泽称为"病色"，主要分青、赤、黄、白、黑五种。

1. 青色 主寒证、痛证、瘀血、惊风。

青色提示血行不畅、脉络瘀阻。面色苍白而青，多见于风寒侵袭、里寒腹痛；面色青暗、口唇青紫，多见于慢性疾病气血瘀滞；小儿高热，面部青紫，以两眉间、鼻柱、口周为甚，常为惊风先兆。

2. 赤色 主热证。

赤色提示脉络中血液充盈。满面通红多见于外感发热，脏腑实热；颧部潮红娇嫩，或兼见骨蒸盗汗，多见于阴虚内热；久病、重病患者，面色苍白而颧红如妆、游移不定，为虚阳浮越之危候。

3. 黄色 主虚证、湿证。

黄色提示脾虚湿蕴。面色淡黄，枯槁无光，称"萎黄"，多见于脾胃气虚；面色黄而浮胖，称"黄胖"，多见于脾气虚损兼湿邪内阻；身目俱黄为"黄疸"，阳黄黄色鲜明如橘皮者属湿热，阴黄黄色晦暗者属寒湿。

4. 白色 主虚证、寒证、失血。

白色提示气血不足。面色㿠白而虚浮，多见于气虚；面色淡白而消瘦，多见于血虚；面色苍白可见于里寒证腹痛剧烈者；急性病突现面色苍白、冷汗淋漓，常见于亡阳证，是阳气暴脱的危候。

5. 黑色 主肾虚、水饮、瘀血。

黑色提示阴寒水盛或气血凝滞。面色淡黑，多见于肾虚水泛；面色黧黑，多见于肾阳虚衰、水寒内盛；面黑而干焦，多见于肾阴亏耗；面色青黑，多见于寒证、痛证；妇人眼眶暗黑，多见于寒湿带下；面黑而肌肤甲错，多见于瘀血。

三、望形态

望形态是指通过观察患者的形体与姿态以了解病情的方法。

1. 望形体　主要通过观察患者体形,以了解体质的强弱和脏腑气血的盛衰。

骨骼粗大、胸背宽厚、肌肉壮满、皮肤润泽,属形体强壮,此类患者患病后预后多良好;骨骼细小、胸背狭窄、肌肉瘦削、皮肤枯燥,属形体衰弱,此类患者患病后预后较差。

形体肥胖而能食,多为形盛有余;形体肥胖而食少,多为脾虚有湿;形体消瘦而善饥,多为胃火盛;形体消瘦而食少,多为中气亏虚;形体枯槁、大肉尽脱,多为脏腑精气衰竭。

2. 望姿态　主要是通过观察患者的动静姿态、异常动作和特殊姿态以了解病情。

喜动多言、面常向外,多为阳证、热证、实证;喜静少言、面常向里,多为阴证、寒证、虚证。

异常动作和特殊姿态往往对某些疾病的诊断具有临床意义,如盛夏季节卒倒、面赤而汗出,多见于中暑;口眼㖞斜、半身不遂,多见于中风;喘息抬肩、不能平卧,多见于哮喘;若见循衣摸床、撮空理线,则多为危重证候。

四、望头面、五官

1. 望头面

(1)头项:小儿头颅过大或过小,伴智力发育障碍者,多为肾精亏损;囟门下陷(图 14-1A),多为脑髓不足;囟门高突(图 14-1B),多为痰热内蕴或火邪上攻;囟门迟闭,多为肾气不足。头项软弱,无力抬起,多属虚证或病重;头项强直,多为温病火邪上攻;头摇不能自持,多为风证。

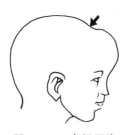

图 14-1A　囟门下陷

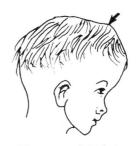

图 14-1B　囟门高突

(2)头发:青少年脱发,多为肾虚、血热;头发稀疏易落,多为精血不足;突现片状脱发,称为"斑秃",多为血虚受风;小儿发结如穗、枯黄无泽,多见于疳积。

2. 望五官

(1)目:目眦红赤,多为心经火盛;目赤红肿,多为肝经风热;白睛黄染,多为黄疸；眼睑淡白，多为气血亏虚；两目或上视、或直视、或斜视，均为肝风内动；眼胞水肿，多见于水肿；眼窝下陷，多见于津液亏耗。

（2）耳：耳轮饱满而色红润者为肾精充足，耳轮瘦薄而无泽者为肾精亏虚；耳中疼痛、流脓，伴有听力下降者，多为肝胆湿热；小儿耳根发凉、耳背现红脉者，多为麻疹先兆。

（3）鼻：鼻流清涕，多为外感风寒；鼻流浊涕，多为外感风热；浊涕久流不止且有腥臭味，多见于"鼻渊"；鼻翼煽动，多见于肺热或精气衰竭的喘息；鼻柱塌陷、眉毛脱落，多见于梅毒或麻风。

（4）口唇：唇色淡白，多为气血亏虚；唇色青紫，多为寒凝血瘀；唇色深红而干，多为热盛伤津；婴儿满口白斑如雪，称"鹅口疮"，多见于热蕴心脾；带红晕的白色小点现于口腔黏膜近白齿处，为麻疹将出之症；口角㖞斜，多见于中风；口噤不止多见于肝风内动。

（5）齿与齿龈：牙齿燥如枯骨，多为肾阴枯涸；牙齿稀疏、松动，多为肾虚或虚火上炎；龈色淡白，多为血虚不荣；牙龈红肿，多为胃火炽盛。

（6）咽喉：咽喉红肿、疼痛、溃烂或见脓点，多为肺胃热毒壅盛；色淡红不肿、反复发作，或喉痒干咳，多为虚火上炎；其上覆有灰白膜，重剥则出血或剥去即生，可见于白喉。

五、望皮肤

1. 望形色 肌肤甲错，多为瘀血；皮肤虚浮而肿胀，多为水湿泛滥；皮肤干瘪而枯燥，多为津液亏耗或精血亏损。

2. 望斑疹 点大成片，或红或紫，抚之不碍手者为"斑"；形如粟米，高出皮肤，抚之碍手者为"疹"。

就色泽而言，斑疹均以红润为顺，淡滞为逆。红色不深，为热毒轻浅；色深红如鸡冠色，为热毒炽盛；色紫黑，为热毒之极。就形态而言，以分布均匀、疏密适中者为顺；若疹点疏密不匀、先后不齐，或疹出即陷者为逆，多为邪气内陷的危候。

六、望舌

望舌，是中医望诊的重要组成部分，一般将舌的望诊称为舌诊，主要观察舌质和舌苔两个方面。五脏与舌联系密切，一般认为舌尖部属心肺，舌中部属脾胃，舌根部属肾，舌边部属肝胆。正常舌象为"淡红舌，薄白苔"，即舌体柔软而活动自如，色淡红，舌面覆有薄白苔。

望舌时除应注意在充足的自然光下进行外，还应注意"染苔"和其他假象，以便对疾病做出正确的判断。

（一）望舌质

1. 望舌色　即望舌质的颜色，一般分为淡白、红、绛、紫四种。

（1）淡白舌：较正常舌色浅淡，主虚证、寒证。舌淡白而舌体瘦薄，多为气血虚；舌淡白而胖嫩，多为阳虚水湿内停。

（2）红舌：舌色较正常深，主热证，有虚实之别。舌红起芒刺或苔黄厚，多为实热证；舌色鲜红少苔或无苔，多为虚热。

（3）绛舌：舌色深红呈绛色者，主热盛。一般认为，绛舌是由红舌发展而来，有外感和内伤之分。外感热病见绛舌，多为邪热内传营血；内伤杂病见绛舌，多为阴虚火旺。

（4）紫舌：舌色青紫者，主热证、寒证、血瘀证。舌紫而干，多为热盛津伤；舌紫而湿润，多为寒凝血瘀；舌紫暗或有瘀斑，多为气滞血瘀。

2. 望舌形　即望舌体的形状，包括胖瘦、老嫩、裂纹、芒刺、舌疮等。

（1）胖瘦：舌体较正常胖大者，为胖大舌。舌体边缘见齿痕，为齿痕舌，多为脾虚湿盛；舌淡白而胖，多为阳虚痰湿内盛；舌深红而胖，多为心脾热盛。舌体瘦小而薄，为瘦薄舌，多为阴血不足；瘦薄色淡，多为气血两虚；瘦薄色红绛而干燥者，多为阴虚火旺。

（2）老嫩舌：舌质纹理粗糙、坚敛苍老，多为实证。舌质纹理细腻、浮胖娇嫩，多为虚证。

（3）裂纹舌：舌面上有各种形状不同的裂沟者，为裂纹舌。舌红绛而有裂纹，多为热盛伤阴；舌淡白而有裂纹，多为气血不足。

（4）芒刺舌：舌面乳头增生肥大、高起如刺者，为芒刺舌，多为里热炽盛、邪热内结。

（5）舌疮：舌生疮疡，形如粟粒，好发于舌边尖，为舌疮。疮凸出于舌面，红肿疼痛明显，多为心经热盛；疮不凸出，红痛较轻，多为虚火上炎。

3. 望舌态　即观察舌体运动的状态，包括强硬、歪斜、短缩、颤动、吐弄等。

（1）强硬舌：舌体强硬，活动不灵，语言謇涩，为强硬舌。见于外感热病，多为热入心包；见于内伤杂病，多为中风征兆。

（2）歪斜舌：伸舌时舌体斜偏于一侧，为歪斜舌，多为中风或中风先兆。

（3）短缩舌：舌体紧缩不能伸长，为短缩舌。舌淡青而短缩，多为寒凝经脉；舌胖苔腻而短缩，多为痰湿内阻；舌红绛而短缩，多为热病伤津。

（4）颤动舌：舌体震颤不定、不能自主，为颤动舌。久病见舌颤动，多为气血两虚；外感热病见舌颤动，多为热极生风。

（5）吐弄舌：舌伸出口外，或舌微露口外复又收回，或舐口唇上下左右，为吐弄舌，多见于心脾有热、动风先兆或智力发育不全之小儿。

（二）望舌苔

舌苔是舌面上附着的一层苔状物,由胃气上蒸所生。主要包括望苔色和望苔质两部分。

1. 望苔色　即观察舌苔的颜色,一般有白、黄、灰、黑四种变化。

（1）白苔:多主表证、寒证。苔薄白而舌淡红,多见于正常人或表证初起;苔白腻,多为湿浊、痰饮、食积;苔白如积粉,为外感暑湿秽浊之邪或毒热内盛所致,见于瘟疫或内痈。

（2）黄苔:主里证、热证。苔淡黄为热轻、深黄为热重、焦黄为热极。苔黄而厚腻,多为湿热痰阻;苔黄厚而干燥,多为热盛伤津;苔黄滑润、舌淡胖嫩,多为阳虚水停。

（3）灰苔:主里热证、寒湿证。苔灰而燥,主湿热或痰热内蕴;苔灰而润,多为痰饮或寒湿内停。

（4）黑苔:主热极、寒盛,多由灰苔或焦黄苔发展而来。苔黑而燥裂,甚则见芒刺,多为热极津伤;苔黑而润,多为阳虚寒盛。

2. 望苔质　主要包括苔的厚薄、润燥、腐腻、剥脱等异常变化。

（1）厚薄:透过舌苔能隐隐见到舌体者为薄苔,不能透过舌苔见到舌体者为厚苔。一般薄苔见于疾病初起、病邪在表,厚苔见于病邪传里、痰饮、饮食积滞。苔由薄增厚,提示病进;苔由厚变薄,提示病退。

（2）润燥:苔面干燥少津,为燥苔,多为热盛伤津;苔面水分过多,为滑苔,多为水湿内停。苔由润转燥,提示热势渐重,津液耗伤;苔由燥转润,提示热邪渐退,津液渐复。

（3）腐腻:苔质颗粒粗大疏松,刮之易去,为腐苔,多为阳热蒸化脾胃湿浊而成。苔质颗粒细腻致密,不易刮去,为腻苔,多为湿浊、痰饮或食积。

（4）剥脱:舌苔全部剥脱、光洁如镜,为光剥苔,又称镜面舌,提示胃气将绝。舌苔不规则的大面积脱落,界限清楚,形似地图,又称地图舌,多为气阴两虚。

七、望排泄物

排泄物包括痰涎、呕吐物、大小便、泪、涕、女子白带等,通过观察其色、质、量的变化,了解相关脏腑的病变和邪气的性质。一般来说,排泄物清稀者,多为寒证、虚证;排泄物黄而稠黏者,多为热证、实证。如痰色清淡而有泡沫者为风痰,色黄稠黏而成块者是热痰;呕吐物清稀无臭为胃寒,呕吐黄绿苦水为肝胆湿热;小便清长量多者为虚寒,短少黄赤为实热;大便溏薄为虚寒,燥硬如羊屎多为实热或寒盛。

八、望小儿指纹

望小儿指纹是指通过观察小儿两手示指桡侧脉络的色泽、形态，来推断病情和预后的一种诊察方法，一般适用于 3 岁以下的小儿。小儿指纹分风、气、命三关（图 14-2），即示指第 1 节为风关，第 2 节为气关，第 3 节为命关。观察时医师用拇指桡侧缘轻轻从命关推向气关、风关，直推数次，待络脉显现清晰后观察。

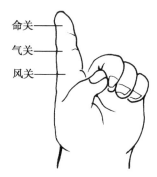

图 14-2　小儿三关示意图

小儿指纹变化的临床意义可简单概括为"浮沉分表里，红紫辨寒热，淡滞定虚实，三关测轻重"。即指纹浮现明显者多为病邪在表，指纹沉而不显者多为病邪在里；指纹色鲜红者多为外感风寒，色紫红者多为热证，色青者多主惊、主痛，色紫黑者多为血络郁闭；指纹细而浅淡者多为虚证，粗而浓滞者多为实证；指纹显于风关提示病邪轻浅，至气关为邪已深入，达命关为邪陷病重，若指纹透过三关，延伸指端者，即"透关射甲"，提示病危。

第二节　闻　　诊

闻诊包括听声音和嗅气味两方面。听声音，主要是听患者的语声、呼吸、咳嗽及呃逆等的异常变化；嗅气味，主要是嗅患者的口气、分泌物和排泄物的异常气味。

一、听声音

1. 语声　患者语声的强弱能反映人体正气的盛衰，也与邪气的性质有一定关系。一般来说，语声高亢，多言易躁，多为热证、实证；语声低微，少言沉静，多为寒证、虚证。神志不清，言语错乱，声高有力者，为谵语，多见于热扰心神之实证；精神疲惫，语言重复，声低气弱者，为郑声，多见于心气涣散之虚证；喃喃自语，见人即止者，为独语，多见于心气不足之虚证；舌强语謇，多为中风。新病语声嘶哑或失音，多属实证，多因外邪袭肺、痰湿壅肺所致；久病语声嘶哑或失音，多属虚证，多因阴虚火旺、肺肾精气内伤所致。

2. 呼吸　呼吸微弱，短而声低，多为内伤虚损；呼吸有力，声高气粗，多为邪热内蕴。呼吸困难，短促而急迫，甚则鼻翼煽动，或张口抬肩，不能平卧，为喘。其中喘息气粗，声高息涌，以呼出为快者，为实喘，多因肺有实热或痰饮内停所致；喘而声低，呼多吸少，以吸入为快者，为虚喘，多因肺肾气虚或无力摄纳所致。若呼吸急促似喘，且喉中有哮鸣音者，为哮，多因痰涎壅肺、肺气失宣所致。胸中郁闷不舒，时时发出长吁短叹之声者为太息，俗称叹气，多为情志抑郁、肝失疏泄所致。肺气上冲于鼻发出的声响称喷嚏。新病喷嚏，兼有恶寒发热、鼻流清涕等症状者，多因外感风寒所致；久病阳虚患者，突现喷嚏频作，提示阳气回复，疾病向愈。

3. 咳嗽 有声无物为咳，有物无声为嗽。咳声重浊有力多为实证，咳声低微多为虚证；咳痰色白，量多易咳者，多为寒痰或痰湿阻肺；痰稠色黄，量少难咳者，多为肺热；干咳或痰少而黏，多为阴虚肺燥或燥邪犯肺；咳嗽阵发，连声不断，多见于小儿顿咳或百日咳，多由风痰相搏、阻遏气道所致。

4. 呃逆 即气逆于上，自咽喉而出，其声呃呃，不能自主。呃声高亢有力者，多为实热证；呃声低沉无力者，多为虚寒证；久病、重病呃逆不止，声低气怯者，为胃气衰败之危候。

5. 嗳气 即胃中气体因胃气失和而逆上出咽喉所发出的声响，声长而缓，古称"噫气"。嗳声低沉断续，兼见纳呆食少者，多为胃虚气逆，常见于年老或久病之人；嗳气频作，未见酸腐气味，兼见脘痛者，多为寒邪客胃；嗳气发作因情志变化而增减，嗳声响亮而频作，嗳后脘腹胀减，多为肝气犯胃；嗳气酸腐，兼脘腹胀满者，多为宿食停滞。

二、嗅气味

1. 口气 口气臭秽，多为胃热；口气酸腐，多为饮食积滞；口气腐臭，多为牙疳或内痈。

2. 排泄物、分泌物 主要包括痰液、二便、带下、恶露等。排泄物、分泌物凡恶臭者，多为实热；气味腥冷者，多为虚寒。如咳吐浊痰脓血，腥臭异常，多为肺痈。大便臭秽为热、腥冷为寒；大便酸腐，矢气如败卵，多为宿食内停。小便清长色白而无臭，多为虚寒；小便黄赤而臭秽，多为湿热。女子带下黄稠而臭秽，多为湿热下注；带下清稀而腥，多为脾肾虚寒；产后恶露臭秽，多为邪热侵袭胞宫。

3. 病室气味 病室内有血腥味，多见于失血证；有腐臭或尸臭味，多为脏腑衰败；有尿臊气味，多见于严重肝肾衰竭患者；有烂苹果味，多为消渴重证。

第三节 问 诊

问诊是中医收集临床资料的重要手段，主要通过对患者或陪诊者进行有目的地询问，以了解疾病的发生、发展、治疗、当前症状及有关情况的一种方法。问诊内容包括患者的一般情况、既往史、个人史、家族史等内容，应重点围绕现病史进行,以求得到完善、准确的病情资料,为临床诊治提供依据。

问诊过程中,医师要围绕患者的主诉进行有目的、有步骤的询问,态度和蔼,语言通俗,避免主观性和片面性。另外,问诊过程也是医患进行沟通的过程,要注意给予患者恰当的宽慰,帮助患者建立起治愈的信心。初学者可借鉴中医学传统的《十问歌》进行临床问诊。

一、问寒热

寒,有恶寒和畏寒之分。恶寒指患者自觉怕冷,虽添衣加被或近火取暖不能缓解,多由外感导致;畏寒指患者虽冷,但添衣加被或近火取暖而有所缓解,多因阳虚所致。热,即发热,指体温高于正常或患者自觉全身、局部发热的感觉。

临床问诊中,首先要问患者是否有恶寒发热的症状。另外,恶寒发热的轻重、恶寒发热是否同时出现、出现的时间、持续时间等,都具有临床意义。

(一)恶寒发热

患者自觉怕冷并伴有体温升高,称恶寒发热并见,多见于外感表证,包括表寒证、表热证和太阳中风证。

1. 表寒证　恶寒重发热轻,多为外感寒邪所致,常伴有无汗、头身疼痛、脉浮紧。

2. 表热证　恶寒轻发热重,多为外感热邪所致,常伴有口干微渴、汗出、脉浮数。

3. 太阳中风证　发热轻,恶风,自汗,多为外感风邪所致。

(二)但寒不热

患者自觉怕冷而不发热,称为但寒不热。新病自觉脘腹或局部剧烈冷痛,脉沉迟有力者,属实寒证,多因寒邪侵袭、损伤阳气所致;久病体弱畏寒,脉沉迟无力者,属虚寒证,多因阳虚失却温煦所致。

(三)但热不寒

患者自觉不恶寒但恶热,称为但热不寒,多属里热证,临床可见壮热、潮热、低热等。

1. 壮热　高热不退,不恶寒反恶热。多见于风寒入里化热或风热内传的里热实证,常伴有多汗、烦渴等症。

2. 潮热　按时发热或定时热甚,如潮水有定时,临床常见以下三种类型:

(1)阴虚潮热:多为午后或入夜发热,以五心烦热为特征,常伴颧红盗汗、舌红少苔、脉细数等症,属阴虚内热。

(2)阳明潮热:多为日晡(下午3时至5时)发热,热势较高,又称日晡潮热,多因胃肠燥热内结所致,常见于阳明腑实证,伴有腹满硬痛拒按、大便燥结、舌红、苔黄燥等症。

（3）湿温潮热：以午后热甚、身热不扬为特征。多因湿阻热伏、热难透达所致，常见于湿温病，伴头身困重、胸闷呕恶、便溏、苔腻等。

3. 低热 指轻度发热（体温多在 37～38℃），但发热持续时间较长，多属内伤疾病所致，临床上按病机分为以下几种：

（1）气虚发热：可见长期低热，烦劳则甚，伴有神疲懒言、自汗、脉虚等症，多为脾虚清阳不升，郁而发热。

（2）阴虚发热：一般表现为长期低热，见"阴虚潮热"。

（3）气郁发热：表现为情志不舒、时有微热，并伴有急躁易怒、胁肋胀痛、脉弦等症，多责之于情志不遂、肝郁化火。

（4）小儿夏季热：临床常见小儿在夏季气候炎热时出现长期低热，伴有烦躁、口渴、无汗、多尿等症，至秋凉时低热缓解，多责之于小儿气阴不足。

（四）寒热往来

寒热往来即恶寒、发热交替出现。若寒热往来发无定时，并伴有胸胁苦满、口苦、咽干、目眩、不思饮食者，属少阳证；寒热往来发有定时，寒战高热交替出现，多见于疟疾，常伴有头痛、全身酸痛、恶心、呕吐、肌肉酸痛等症。

二、问汗

汗由人体阳气蒸化津液出于体表而成。临床问诊中，患者是否有汗、汗量多少、汗出时间、汗出部位可以作为判断外邪性质和机体卫阳盛衰的重要依据。

1. 表证辨汗 表证无汗，伴有恶寒重发热轻、头项强痛、脉浮紧者，属外感寒邪的表实证；表证有汗，伴有发热重恶寒轻、咽喉红肿疼痛、脉浮数者，属外感风热的表实证；表证有汗，伴有发热恶风、脉浮缓者，属外感风邪的表虚证。

2. 里证辨汗 通过对里证患者汗出情况的询问，可以判断病证性质和机体阴阳的盛衰。

（1）自汗：即日间清醒时汗出、活动尤甚，常伴有畏寒、气短、神疲等症，属气虚或阳虚。

（2）盗汗：即睡中汗出、醒后汗止，常伴有两颧潮红、五心烦热等症，属阴虚。

（3）战汗：即先见战栗，随后汗出。战汗往往是邪正相争、疾病发展变化的转折点。若汗出热退、脉平身凉，是正胜邪祛之象；若汗出热不退、烦躁不安、脉来急促，则为邪盛正衰的危候。

（4）大汗：即汗出量多。有虚实之分，实热者多见蒸蒸发热，汗出不已，兼见面赤、渴喜冷饮、脉洪大；亡阳者可见冷汗淋漓，兼有面色苍白、四肢厥冷、脉微欲绝，多见于危重患者。

3. 局部辨汗　头汗，即汗出仅限于头部，多由上焦热盛或中焦湿热郁蒸所致；半身汗，即身体一侧出汗，或为左侧，或为右侧，或为上半身，或为下半身，而另一侧无汗者，多因无汗侧经络闭阻所致，多见于中风、痿证、截瘫患者；手足心汗，即手足心汗出过多，兼见口燥咽干、便秘尿黄等，多为阳气内郁、阴虚阳亢、中焦湿热郁蒸所致。

三、问疼痛

问疼痛，主要包括疼痛的部位、性质、程度、时间等。一般可将疼痛概括为虚实两类：实者，痛剧、持续时间长、拒按，多因感受外邪或气滞血瘀，阻滞经络，气血不畅，不通则痛；虚者，痛缓、时痛时止、喜按，多因气血不足或阴精亏损，脏腑经络失养，不荣则痛。

1. 疼痛性质　病因病机不同，疼痛特点各异。

（1）胀痛：即疼痛而胀，主气滞。如胸胁脘腹等处胀痛，时发时止，多为肺、肝、胃肠气滞；头目胀痛，多见于肝阳上亢或肝火上炎。

（2）刺痛：即痛如针刺，固定不移，拒按，主瘀血，多见于头部、胸胁、脘腹等部位。

（3）冷痛：即疼痛伴有冷感，痛而喜暖，主寒证，属寒邪侵袭、阻滞经络，或阳气不足、失于温煦，多见于腰脊、脘腹及四肢关节等部位。

（4）灼痛：即疼痛伴有灼热感，痛而喜凉，主热证，属火热熏灼，多见于口舌、咽喉、胸骨后、胃脘部、四肢关节等部位。

（5）隐痛：即痛势轻缓、绵绵不休，主虚证，属精血亏虚或阳虚失养，多见于头部、脘腹、胁肋、腰背等部位。

（6）走窜痛：即疼痛部位游走不定或走窜攻痛，属气滞或风胜，多见于胸胁、脘腹、肢体关节等部位。

此外，疼痛伴憋闷感，多见于胸部，多为痰浊阻肺或心脉痹阻；疼痛伴沉重感，多见于头部、四肢及腰部，多因湿邪困阻气机或肝阳上亢、气血上壅；疼痛伴有酸楚感，多见于四肢、腰背等部，属风湿侵袭、气血不畅，或气血不足、筋脉失养。

2. 疼痛部位　通过询问疼痛部位，可测知病变所在的脏腑、经络。

（1）头痛：头为诸阳之会，故外感、内伤诸病均可导致其疼痛。①分经：前额连眉棱骨痛，属阳明经病；两侧头痛，属少阳经病；巅顶痛，属厥阴经病；头痛连项背，属太阳经病。②辨虚实：外感六淫或痰瘀内阻，上扰清窍所致者，属实证；气血不足，肾精亏损，髓海失养所致者，属虚证。

（2）胸痛：心肺居于上焦，故胸痛多与心肺有关。如胸前"虚里"部作痛，痛引肩背者,病位在心;胸膺作痛,兼咳喘,病位在肺。虚里憋闷刺痛者,为瘀阻心脉;胸痛伴喘促,痰黄稠者,为热邪壅肺;胸痛而咳吐腥臭脓血痰,多为肺痈;胸痛咯血,或痰中带血,伴潮热、盗汗,多属肺痨。

(3)胁痛:两胁是肝胆经所过之处,故胁痛多与肝胆有关。如胁肋胀痛,身目发黄,鲜明如橘色,为肝胆湿热;胁肋胀痛,情绪抑郁,为肝郁气滞;胁肋灼痛,头晕面赤,为肝胆火盛;胁肋刺痛,或胁下触及固定肿块、拒按,多为肝脉瘀阻;胁肋饱满而胀,咳唾痛剧,为悬饮。

(4)胃脘痛:胃以降为顺,各种原因所致之胃失和降、气机阻滞均可导致胃脘疼痛。进食后疼痛加剧的,多属实证;进食后痛势缓解的,多属虚证;胃脘灼痛,喜凉恶热,为热证;胃脘冷痛,得热痛减,为寒证。

(5)腹痛:询问腹痛时,首先要问清疼痛的部位,以判断病变所在脏腑。脐以上为大腹,属脾胃;脐以下至耻骨以上正中为小腹,属膀胱、女子胞、大小肠;小腹两侧为少腹,属足厥阴肝经。其次,还应结合腹痛性质确定病证虚实,如大腹隐痛、喜温喜按,多为脾胃虚寒;小腹胀痛、小便不利,为膀胱气滞;小腹刺痛,随月经周期发作,多属气滞血瘀;少腹冷痛,牵及外阴,为寒凝肝脉。

(6)腰痛:腰痛绵绵、酸软无力,多属肾虚;腰脊或腰骶部冷痛重着,遇阴冷则剧,多为寒湿痹痛;腰部刺痛,痛处固定,夜间尤甚,为瘀血;腰脊疼痛连及下肢,多属风寒痹阻;腰痛牵掣少腹,伴尿频、尿急、尿痛或尿血,多为湿热蕴结之淋证。

(7)四肢痛:多见于风寒湿三邪相合侵袭人体之痹证。若疼痛游走不定,为行痹,以风邪偏盛为主;若疼痛剧烈,遇寒加甚,得热痛减,为痛痹,以寒邪偏盛为主;若重着而痛,固定不移,或伴见肌肤麻木不仁,为湿痹,以湿邪偏盛为主;若关节红肿热痛,为热痹,多因感受湿热之邪,或风寒湿郁久化热所致;若独见足跟或胫膝痛,属肾虚,多见于年老体弱之人。

四、问饮食口味

问饮食口味包括食欲、食量、渴饮及口味的变化等。

1. 食欲与食量 患者食欲减退或不欲食,多为脾失健运。多食易饥,又称消谷善饥,多责之于胃火炽盛、腐熟太过;如多食易饥伴见形体渐瘦,多为消渴;若消谷善饥伴有大便溏泄,则多为胃强脾弱。饥而不欲食,多为胃阴不足。厌食油腻厚味,多为湿热内蕴。嗜食异物,多为虫积。疾病过程中,食量渐增,提示胃气渐复;食量渐减,则提示胃气渐衰。妊娠期间妇女出现的厌食或偏食,不属病态。

2. 口渴与饮水 疾病过程中,口不渴,多因患者津液未伤,常见于寒证、湿证。口干渴,但欲漱水不欲咽,多为瘀血内停;渴而多饮,伴小便量多、消瘦，多为消渴；渴不多饮，兼身热不扬、心烦、苔黄腻，多为湿热内蕴；口渴咽干，夜间尤甚，伴颧红、盗汗、五心烦热，多为阴虚火旺；渴喜冷饮，伴见壮热、大汗，多为里热炽盛、津液亏虚，常见于汗、吐、下太过，津液耗伤；渴喜热饮而量不多，或水入即吐，多为痰饮内停。

3. 口味　口甜而腻，多为脾胃湿热；口苦，多为心火炽盛、肝胆火旺；口中泛酸，多为肝胃蕴热；口咸，多为肾虚；口味酸馊，多为食积内停；口淡无味，多为脾失健运。

五、问睡眠

1. 失眠　又称不寐，以经常不易入睡，或睡而易醒不能再睡，或睡而不酣时易惊醒，甚至彻夜不眠为特征，常伴多梦。失眠伴心悸、健忘、纳呆、倦怠乏力者，多为心脾两虚；虚烦不眠，常伴潮热、盗汗、舌红少津、脉细数者，为阴虚内热；夜卧不安，伴腹胀、嗳气、舌苔厚腻者，多为肝胃不和、胃失和降；心烦不宁，伴多梦易醒、口舌生疮者，为心火亢盛；心烦不眠兼头晕耳鸣、五心烦热、腰膝酸软，男子阳痿、遗精，女子月经失调者，多责之于心肾不交；夜寐不安，伴胆怯易惊、口苦、呕恶者，多为胆郁痰扰。

2. 嗜睡　又称多眠，以不论昼夜、时时欲睡、唤之即醒、醒后复睡为特征。困倦嗜睡，伴见头昏、胸闷、肢体困重，多为痰湿困脾、清阳不升；饭后嗜睡，伴见神疲倦怠，食少纳呆，多为脾失健运；嗜睡而神疲，伴有畏寒肢冷、蜷卧喜温，多为心肾阳虚，神失温养；大病久病，神疲而嗜睡，是正气未复的表现。

临床上，应注意区别嗜睡与昏睡。昏睡指日夜沉睡、神志不清，甚则对外界刺激无任何反应。温病中出现高热、昏睡不醒，为热入心包之象；中风见昏睡而有鼾声、痰鸣，多为痰瘀互结、蒙蔽心神。

六、问二便

询问二便的色、质、味以及排便次数、伴随症状等。有关二便的颜色、气味等内容，已分别在望诊、闻诊中阐述，这里重点介绍二便的性状、排便次数及排便感觉等内容。

1. 大便　主要包括便次、性状及排便感的异常。

（1）便次异常：包括便秘和泄泻。①便秘：指大便数日一行，粪质干硬，排出困难，或排便次数正常，但便干而排下艰难，或大便虽不干燥，但因无力而便难。便秘有虚实之分，实证多因邪滞胃肠、热结肠道致腑气不通；虚证多因血虚津亏、肠道失润，或气虚推动乏力而致。②泄泻：指便次增多，便质稀薄、甚至如水样。便次正常，但便质稀软不成形者，为便溏。泄泻虽有寒热虚实之别，但多与脾虚湿盛有关。泻下臭秽，伴呕腐吞酸、腹胀纳减，多为食积内停；泻下清稀，伴腹部冷痛、肠鸣、苔白腻，多为寒湿；泄泻暴作，伴腹痛急迫、泻下不爽、肛门灼热，多为大肠湿热蕴结。泄泻伴纳差、腹胀、神疲消瘦，多为脾虚失运；黎明前腹痛作泻，泻后痛减，伴形寒肢冷、腰膝酸痛，为"五更泄"，多为脾肾阳虚。

（2）便质异常：除上述便秘大便干硬燥结、泄泻大便稀溏外，常见的异常便质还有以下几种：溏结不调，即大便干稀不调、或时干时稀、或先干后稀，多为肝脾不调、中焦气虚；完谷不化，指便中有较多未消化的食物，多为脾肾阳虚；便血，指便中带血、或先便后血、或先血后便、或血便相杂，多为热邪迫血旺行，或气不摄血。

（3）排便感异常：里急后重，即腹痛窘迫、时时欲便，而肛门重坠、大便不爽，多责之于湿热内阻、肠道气滞、气机不畅；肛门灼热，即排便时肛门有灼热感，多为大肠湿热下迫；肛门重坠，即肛门有下坠之感，甚则脱肛，于劳累或排便后加重，多属脾虚中气下陷。

2. 小便 主要包括尿量、排尿次数、排尿异常感等。

（1）尿量：包括尿量增多和减少。①尿量增多：即尿次、尿量超过正常。多尿伴多饮、多食、消瘦，多为消渴；小便清长、夜尿频多，多为阳气亏虚。②尿量减少：即尿次、尿量少于正常。尿少而黄，主热盛或吐下伤津；尿少而伴水肿，多为气化失常、水湿内停。

（2）排尿次数：包括小便频数和癃闭。①小便频数：即排尿次数增多。新病小便频数、短赤急迫，多为膀胱湿热；久病小便频数、量多色清、夜间尤甚，多为肾气不固。②癃闭：小便不畅、点滴而出为"癃"，小便不通、点滴不出为"闭"，两者合称"癃闭"。其病机有虚实之分，实证多为湿热蕴结膀胱，或瘀血、结石阻塞下焦而致；虚证多由阳虚气化无力、津液内停，或脾气虚弱、升降失常致膀胱开合失司。

（3）排尿感异常：小便涩痛，即小便排出不畅，伴痛而急迫、灼热，多为湿热下注、膀胱气化不利，常见于淋证；余沥不尽，即小便之后点滴不尽，多缘于肾气不固、膀胱失约，常见于年老久病体衰者；小便失禁，即患者神志清醒而小便自遗，多属肾气不足、封藏失职。遗尿，即睡眠中小便自行排出，醒后方知，多责之于肾气不足、膀胱失约。

七、问经带

1. 问月经 主要包括月经周期、行经天数、经量、经色、经质及伴随症状，必要时询问末次月经日期、初潮或停经的年龄。

（1）经期：包括月经先期、月经后期和月经前后不定。①月经先期：即月经周期提前 7 日以上，且连续发生 3 个月经周期或以上。先期而经色鲜红、量多、质稠者，属血热；先期而色淡、量多、质稀者，属气虚。②月经后期：即月经周期错后7日以上，且连续发生3个月经周期或以上。后期而色淡、量少、质稀者，属血虚；后期而色暗、量少、有血块者，属血寒；月经后期而色暗有块，伴刺痛者，属血瘀。③月经前后不定：超前或错后超过7日以上，且连续发生3个月经周期或以上。经行无定期，伴腹痛拒按，或乳房胀痛、甚则不可沾衣，多为肝郁气滞。

（2）经量：包括经量过多、经量过少、崩漏和闭经。①经量过多：多责之于热迫冲任、气虚失摄或瘀血内阻。②经量过少：多责之于血海空虚或寒凝血瘀。③崩漏：即不在经期的阴道突然大量出血，势急量多为崩，势缓量小为漏。④闭经：即未受孕又不在哺乳期，连续停经3个月以上者，虚者多因肝肾不足、精血虚弱、血海空虚而致，实者多由气滞血瘀、痰湿阻滞、胞脉不通而致。

（3）经色与经质：经色淡红而质稀，为血虚；经色鲜红而质稠，为血热；经色紫红而有块，为血瘀。

（4）痛经：指妇女在经期或经前，出现周期性的小腹或腰部疼痛，如经期或经前出现乳房及小腹胀痛，并随情绪波动而加重者，多为情志不遂、气滞作痛；经期腰腹部刺痛、月经色暗或见血块者，多为瘀血阻滞；经行腹痛、遇热痛减，主寒；行经后期出现小腹坠胀，伴腰膝酸软，主肾虚；行经时腰部隐痛或小腹下坠、月经量少色淡，伴神疲纳呆，多为脾虚。

2. 问带下　包括白带的量、色、质和气味等。

生理状态下的带下为妇女阴道内的乳白色无臭的分泌物，具有濡润阴道的作用。若带下量多、色白、清稀而无臭，多为脾虚；带下清冷、稀薄，伴腰酸者，为肾虚；带下色黄、黏稠而臭秽，为湿热；带下色红而黏稠，或赤白相间，多为肝经有热。

八、问小儿

问小儿要根据其生理特点，询问小儿出生前后的情况、预防接种情况、传染病史、传染病接触史、生长发育情况、发病原因等，如是否足月出生，出生时情况，做过哪些预防接种，是否患过麻疹、水痘，是否与传染病患者有过接触，囟门闭合的时间，走路说话的迟早，喂养方法，有无遗传性疾病，父母的健康状况，发病前诱因等。

第四节　切　　诊

切诊，即医师用手在患者体表一定部位进行触、摸、按、压，以了解病情的一种诊察方法，主要包括脉诊和按诊。

一、脉诊

脉诊，又称切脉，是医师用手指触按患者的脉搏，以探查脉象、了解病情的一种诊察方法。

（一）部位

目前临床上主要运用寸口诊法，即医师用自己的示指、中指及无名指指腹切按患者双手腕部桡动脉浅表部位。掌后高骨（桡骨茎突）内侧桡动脉搏动处部位为关，关前（腕端）为寸，关后（肘端）为尺。两手各有寸、关、尺三部，共六部脉。其分候的脏腑：左寸候心，左关候肝，左尺候肾；右寸候肺，右关候脾，右尺候肾（命门）（图14-3）。

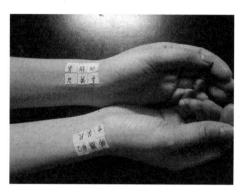

图 14-3 寸口诊法脏腑分布图

（二）方法

切脉前，先让患者休息片刻。切脉时，患者取坐位或仰卧位，手臂平伸和心脏处于同一水平，直腕仰掌，腕下垫脉枕，使气血通畅。医师面向患者，以左手切患者的右手，右手切患者的左手。首先用中指按高骨内侧定关部，再用示指按在关前的寸部，无名指按在关后的尺部。三指呈弓形，指头平齐，以指腹按触脉体，视患者身材的高矮调节布指的疏密。另外，由于小儿寸口脉狭小，可用"一指（拇指）定关法"，不再细分三部。切脉时，轻按在皮肤上为浮取，中按至肌肉为中取，重按至筋骨为沉取。寸、关、尺三部，每部均有浮、中、沉三候，合称三部九候。

诊脉的内容包括脉搏的频率、节律、充盈度、显现部位、流利度和波动幅度等。诊脉时应注意保持环境安静，诊脉时间一般不应少于1min。

（三）正常脉象

脉象即脉动应指的形象。正常脉象，又称平脉或常脉，其特点是三部有脉，不浮不沉，一息四至（每分钟60～80次），和缓有力，节律一致。由于年龄、性别、气候等因素的影响,脉象会有相应的生理性变化。如春季脉稍弦,夏季脉稍洪;小儿脉象较数,老年人脉多弦;瘦人脉多浮,胖人脉多沉等。

(四)常见病脉及临床意义

1. 浮脉

【脉象特征】

轻按即得,重按稍弱而不空。特点是脉搏显现部位表浅。

【临床意义】

主表证。脉浮紧者,多为外感风寒;脉浮数者,多为外感风热。此外,浮脉也可见于虚阳外越证,如久病体虚者脉浮而无根,是病情危重的征象。

2. 沉脉

【脉象特征】

轻取不应,重按始得。特点是脉搏显现部位较深。

【临床意义】

主里证。沉而有力为里实,沉而无力为里虚。

3. 迟脉

【脉象特征】

脉来迟缓,一息不足四至(每分钟少于60次)。

【临床意义】

主寒证。迟而有力为实寒,迟而无力为虚寒。

4. 数脉

【脉象特征】

脉来疾速,一息五至以上(每分钟90次以上)。

【临床意义】

主热证。数而有力为实热,数而无力为虚热。

5. 虚脉

【脉象特征】

三部脉轻取、重按皆空虚无力,是无力脉的总称。

【临床意义】

主虚证。脉空而无力为气虚,脉细而无力为血虚,迟而无力为阳虚,数而无力为阴虚。

6. 实脉

【脉象特征】

三部脉轻取、重按皆有力,是有力脉的总称。

【临床意义】

主实证。脉实而偏浮数为实热证,实而偏沉迟为寒实证。

7. 滑脉

【脉象特征】

往来流利,应指圆滑,如盘走珠。

【临床意义】

主痰饮、食滞、实热。亦见于妊娠妇女和体质壮实的青壮年。若邪热郁于血分,则脉象滑数相兼。

8. 涩脉

【脉象特征】

脉细而行迟,往来艰涩不畅,如轻刀刮竹。

【临床意义】

主气滞、血瘀、精伤、血少。气滞血瘀,则脉涩而有力;精血衰少、津液耗伤,则脉涩而无力。

9. 洪脉

【脉象特征】

脉形宽大,如波涛汹涌,来盛去衰。

【临床意义】

主热盛。多由邪热亢盛、气盛血涌所致;若元气大伤而见洪脉,多洪大而虚,为邪盛正衰之危候。

10. 细脉

【脉象特征】

脉细如线,软弱无力,应指明显。

【临床意义】

主气血两虚、诸虚劳损、湿病。营血亏虚不能充盈脉道,则脉细而无力;寒邪侵袭或剧烈疼痛,则脉细而弦紧;湿阻脉道,气血不充,则脉象细缓。

11. 弦脉

【脉象特征】

端直以长,如按琴弦。

【临床意义】

主肝胆病、痛证、痰饮,也见于健康的老年人。情志不遂、痰饮内停、疼痛均可致肝失疏泄而见弦象。

12. 紧脉

【脉象特征】

脉来绷急,应指有力,按之左右弹指,如牵绳转索。

【临床意义】

主寒证、痛证。多见于实寒证、痛证和食积内停等。

13. 促脉

【脉象特征】

数而时止,止无定数。

【临床意义】

主阳盛实热、痰饮、宿食停滞,也见于五脏衰微。

14. 结脉

【脉象特征】

缓而时止,止无定数。

【临床意义】

主阴盛气结、寒痰血瘀、气虚血弱。阴盛气结者,脉结而有力;气虚血弱者,脉结而无力。

15. 代脉

【脉象特征】

缓而时止,止有定数。

【临床意义】

主脏气衰微。气血虚衰则脉气不相续接,故脉有歇止。

二、按诊

按诊是医师对患者病变部位进行触摸按压,以获得病情信息的诊察方法。

1. 按肌肤　主要是审察全身肌肤的寒热、肿胀、疼痛及润燥等情况。

肌肤灼热者,多为阳热证;肌肤寒冷者,多为阴寒证;手足心灼热者,多为阴虚内热。肌肤肿胀,按之凹陷不起者,为水肿;按之即起者,为气肿。病变局部喜揉喜按者,为虚证;硬痛拒按者,为实证。皮肤滑润而有光泽者,为气血未伤;肌肤干燥如鱼鳞状、抚之棘手,称肌肤甲错,多为津液不足、气血不荣或瘀血内阻。

外科疮疡,肿处灼热疼痛者,多为阳热证;按之肿硬不热者,多为阴寒证。肿势平坦、根盘散漫者属虚;肿而色红、根盘紧束者属实。按之痛势不甚、肿块坚硬者,多为无脓;按之则痛,边硬顶软者,多为脓成。

2. 按手足　主要是诊察手足寒热。若手足俱冷,多为阳虚寒盛;手足俱热,多为阳热炽盛;手足心热,多为阴虚内热;四肢厥冷但胸腹灼热、口渴尿赤,多由内热炽盛,阳郁于里不能外达所致。

3. 按脘腹　主要是检查脘腹的疼痛、软硬以及有无癥瘕积聚等情况。脘腹疼痛喜按、按之痛减者,为虚证;痛而拒按者,为实证。腹部胀满、叩之如鼓、小便自利者,属气胀;按之如囊裹水、推之漉漉有声、小便不利者,属水臌。腹内肿块时聚时散,或按之无形、痛无定处者,病在气分,属瘕聚,多为气滞；有肿块，按之坚硬、推之不移、刺痛且痛有定处者，病在血分，属癥积，多为血瘀。右侧少腹部按之疼痛，尤以重按后突然放手而疼痛更为剧烈的，多为肠痈初起。

4. 按腧穴 是根据对某些特定腧穴的按压反应诊断疾病的一种方法。如胃病在胃俞穴和足三里穴有压痛，肠痈在阑尾穴有压痛，肺病可在肺俞穴摸到结节或中府穴有压痛等。

第十五章

辨 证 论 治

辨证是中医学认识和诊断疾病的方法，又是施治的前提和依据。只有准确的辨证，才能为临床诊断提供正确的依据，也才能做到恰当的治疗并达到预期的效果。

中医学的辨证方法较多，分别从不同的角度分析、认识证候，其中八纲辨证是各种辨证方法的总纲，脏腑辨证是各种辨证方法的基础。

第一节 八 纲 辨 证

八纲，是指阴、阳、表、里、寒、热、虚、实八个辨证纲领。疾病的表现尽管错综复杂，但基本上都可以用八纲加以归纳，因而八纲辨证是各种辨证的总纲领。它将疾病的病位深浅、病证性质、邪正盛衰、证候类别等情况归纳为表证、里证、寒证、热证、虚证、实证、阴证、阳证八个纲领，称为八纲辨证。

一、表里辨证

表里辨证是辨别病变部位、病情轻重和病势趋向的两个纲领。

（一）表证辨证

表证是外感邪气从皮毛、口鼻侵入人体，邪正斗争于肌表所致的证候。表证多起病急、病程短、病位浅。

【临床表现】

主症：恶寒（或恶风）发热、苔薄、脉浮。

兼症：头痛、身痛、骨节酸痛，喷嚏、鼻塞、流涕、咽喉痒痛、咳嗽等。

【治疗措施】

辛散解表。

（二）里证辨证

里证是邪气深入人体脏腑、气血、骨髓所表现的一类证候。里证一般病位深，病因复杂，病情较重，病程较长。

【临床表现】

与表证相比，里证的临床表现较多，如不恶寒、高热、呼吸气粗、语声洪亮、胸闷胸痛、腹痛便秘、舌苔厚腻、脉沉等。

【治疗措施】

里证的范围极为广泛，临床表现多种多样，应根据具体情况辨证施治，具体治疗措施见寒热、虚实、阴阳及脏腑辨证。

二、寒热辨证

寒热辨证是辨别疾病性质的两个纲领。

（一）寒证辨证

寒证，是感受寒邪，或阳虚阴盛，表现为机体功能活动抑制或衰退的一类证候的统称。

【临床表现】

畏寒喜暖，口淡不渴，面色苍白，肢冷蜷卧，痰、涎、涕清稀，小便清长，大便稀溏，舌淡苔白而润滑，脉迟或紧。

【治疗措施】

温里散寒。

（二）热证辨证

热证，是感受热邪，或阴虚阳盛，表现为机体功能活动亢进的一类证候的统称。

【临床表现】

身热喜凉、口渴喜冷饮、面红目赤、烦躁不安、痰涕黄稠、小便短赤、大便秘结、舌红苔黄厚而干、脉数等。

【治疗措施】

清热泻火。

三、虚实辨证

虚实辨证是辨别邪正盛衰的两个纲领。

（一）虚证辨证

虚证是指人体正气不足、脏腑功能衰退所表现的一系列证候的统称。临床上又有气虚、血虚、阴虚、阳虚的区别。

【临床表现】

1. 血虚证　面色苍白或萎黄无华、唇色淡白、头晕眼花、心悸失眠、手足麻木，妇人月经量少、色淡、衍期或经闭，舌质淡、脉细无力。

2. 气虚证　面色无华、少气懒言、语声低微、神疲乏力、自汗，动则诸症加重，舌淡、脉虚弱。

3. 阴虚证 形体消瘦、午后潮热、盗汗、两颧红赤、咽干口燥、手足心热、小便短黄、大便干结、舌红少苔、脉细数。

4. 阳虚证 面色淡白、畏寒肢冷、精神不振、自汗、口淡不渴、小便清长、大便稀溏、舌淡胖苔白滑、脉沉迟无力。

【治疗措施】

补虚扶正。

（二）实证辨证

实证是指邪气亢盛，或者病理产物积聚，而正气未衰，所产生的亢盛有余的一系列病证的统称。

【临床表现】

由于致病邪气的性质及所在部位的不同，实证的临床表现多样，常见的主要有高热、烦躁，甚至神昏谵语、胸闷、呼吸气粗、痰涎壅盛、腹胀痛拒按、大便秘结或大便下利、里急后重、小便不利或小便淋沥涩痛、舌质苍老、舌苔厚腻、脉实有力。

【治疗措施】

泻实祛邪。

四、阴阳辨证

阴阳辨证是概括病证类别的两个纲领，可以从总体上概括整个病情。

（一）阴证辨证

阴证是体内阳气虚衰，或寒邪凝滞的证候。临床上一般所说的阴证是指里虚寒证。

【临床表现】

精神萎靡、面色苍白、畏寒肢冷、口不渴、便溏、小便清长、舌淡胖嫩、苔白滑、脉迟弱等。

【治疗措施】

温补阳气。

（二）阳证辨证

阳证是体内热邪壅盛，或阳气亢盛的证候。临床上一般所说的阳证是指实热证。

【临床表现】

身热面赤、烦躁不安、气壮声高、口渴喜饮、呼吸气粗、大便秘结、小便短赤、舌红绛、苔黄、脉洪滑实等。

【治疗措施】

同热证辨证施治。

第二节　脏腑辨证

脏腑辨证是在藏象理论基础上，把四诊收集的病情资料，进行分析和归纳，辨明脏腑病变的病因、病位、病性以及正邪盛衰状况的一种辨证方法。脏腑辨证是中医临床辨证方法中的一个重要组成部分。

一、心与小肠病辨证

（一）心气虚、心阳虚、心阳虚脱证

【临床表现】

心悸、气短，活动时加重，自汗、脉细弱或结代，为其共有症状。若兼见面白无华、体倦乏力、舌淡苔白，此属心气虚；若兼见形寒肢冷、心胸憋闷、舌淡胖、苔白滑，此属心阳虚；若出现大汗淋漓、四肢厥冷、面色苍白、口唇青紫、呼吸微弱、脉微欲绝、神志模糊甚至昏迷者，为心阳虚脱之危症。

【辨证要点】

心气虚证为心悸加气虚证。心阳虚证为心悸怔忡、心胸憋闷或疼痛加阳虚证。心阳虚脱证为心悸怔忡、心胸憋闷或疼痛加亡阳证。

（二）心血虚、心阴虚证

【临床表现】

心悸、健忘、失眠、多梦为其共有症状。若兼见面白无华、眩晕、唇舌色淡、脉细，为心血虚证；若兼见心烦、颧红、潮热、五心烦热、盗汗、舌红少苔、脉细数，为心阴虚证。

【辨证要点】

心血虚证为心悸、失眠和血虚证并见。心阴虚证为心悸、心烦、失眠和阴虚证并见。

（三）心火炽盛证

【临床表现】

心胸烦热、失眠、面赤口渴、舌尖红赤、苔黄、脉数；或见口舌生疮、舌体糜烂疼痛；或吐血、衄血，甚或狂躁、谵语等。

【辨证要点】

心胸烦热、口舌生疮、舌尖红赤、脉数。

（四）心脉痹阻证

【临床表现】

心悸怔忡、心胸憋闷疼痛、痛引肩背内臂，时作时止；或见痛如针刺，舌紫暗；或有瘀斑、瘀点，脉涩或结代；或见心胸闷痛，体胖多痰，身重困倦，舌

胖苔厚腻,脉沉滑;或见心胸剧痛、遇寒加重、得温痛减,畏寒肢冷,舌淡苔白润,脉沉迟或沉紧;或见心胸胀痛,因情志波动而加重,喜太息,舌淡红或暗红,脉弦。

【辨证要点】

心悸怔忡、心胸憋闷或疼痛。

(五)小肠实热证

【临床表现】

心烦口渴,口舌生疮,小便赤涩,尿道灼痛或血尿,舌红苔黄,脉数。

【辨证要点】

以心火炽盛、小便赤涩灼痛为辨证依据。

二、肺与大肠病辨证

(一)肺气虚证

【临床表现】

咳喘无力、动则气短、面色淡白无华、体倦乏力、声音低微,或有自汗畏风、易于感冒、舌淡、脉虚弱。

【辨证要点】

咳喘无力,和气虚证并见。

(二)肺阴虚证

【临床表现】

干咳无痰、或痰少而黏稠、或咳痰带血,口干咽燥,声音嘶哑,形体消瘦,潮热,颧红,五心烦热,盗汗,舌红少苔,脉细数。

【辨证要点】

干咳或痰少而黏,加阴虚内热证。

(三)风寒束肺证

【临床表现】

咳嗽气喘、痰稀色白、鼻塞流清涕、恶寒发热、无汗、头身疼痛、舌苔薄白、脉浮紧。

【辨证要点】

咳喘、痰液清稀,和风寒表证并见。

(四)风热袭肺证

【临床表现】

咳嗽、痰黄稠、发热微恶寒、口渴、咽干痛、目赤头痛、鼻流黄涕、舌尖红、苔薄黄、脉浮数。

【辨证要点】

咳嗽、痰黄，和风热表证并见。

（五）燥邪犯肺证

【临床表现】

干咳无痰或痰少而黏、不易咳出，唇舌口鼻咽部干燥，身热恶寒，头痛，舌干红苔白或黄，脉浮数或细数。

【辨证要点】

干咳、口鼻咽干燥，和表证并见。

（六）大肠湿热证

【临床表现】

腹痛，泄泻秽浊，或下痢脓血、里急后重、肛门灼热，口渴，小便短赤，舌红苔黄腻，脉滑数。

【辨证要点】

泄泻秽浊，和湿热内结证（舌红苔黄腻、脉滑数）并见。

三、脾与胃病辨证

（一）脾气虚证

【临床表现】

食少纳呆、口淡无味、脘腹胀满、便溏、面色萎黄、少气懒言、四肢倦怠消瘦，舌淡边有齿痕、苔白、脉缓弱。

【辨证要点】

食少、腹胀、便溏，和气虚证并见。

（二）脾阳虚证

【临床表现】

纳呆食少、脘腹胀满冷痛、喜温喜按、畏寒肢冷、面色萎黄、口淡不渴，或肢体困重，或周身水肿、大便溏薄，或白带量多质稀，舌质淡胖、苔白滑、脉沉迟无力。

【辨证要点】

食少、腹胀冷痛、便溏，和阳虚证并见。

（三）脾虚气陷证

【临床表现】

脘腹坠胀、食后益甚，或便意频频、肛门坠重，或久痢不止、甚则脱肛，或内脏下垂，或小便浑浊如米泔。伴头晕目眩、少气无力、肢体倦怠、食少便溏，舌淡苔白、脉虚弱。

【辨证要点】

脘腹坠胀、内脏下垂，和脾气虚证并见。

（四）脾不统血证

【临床表现】

便血、尿血、肌衄、鼻衄、齿衄，或妇人月经过多、崩漏，伴有食少便溏、神疲乏力、少气懒言、面白无华，舌淡、脉细弱。

【辨证要点】

出血表现和脾气虚证并见。

（五）寒湿困脾证

【临床表现】

脘腹痞闷、食少便溏、泛恶欲吐、口淡不渴、头身沉重、面色晦黄，或见肢体水肿、小便短少、妇人白带过多，舌淡胖、苔白腻、脉濡缓。

【辨证要点】

脘腹痞闷、泛恶便溏，和寒湿内盛证（口淡不渴、舌淡胖、苔白腻、脉濡缓）并见。

（六）湿热蕴脾证

【临床表现】

脘腹痞闷、纳呆呕恶、口黏而甜、肢体困重、便溏尿黄、身目发黄，或皮肤发痒，或身热起伏、汗出热不解，舌红苔黄腻、脉濡数或滑数。

【辨证要点】

脘腹痞闷、呕恶便溏，和湿热内蕴证（身热起伏、汗出热不解、尿黄、舌红苔黄腻、脉濡数或滑数）并见。

（七）食滞胃脘证

【临床表现】

脘腹胀满或疼痛、嗳腐吞酸，或呕吐酸腐食物、吐后腹痛得减、厌食、矢气酸臭、大便溏泄、泄下物酸腐臭秽，舌苔厚腻、脉滑。

【辨证要点】

脘腹胀满或疼痛、嗳腐吞酸、厌食。

四、肝与胆病辨证

（一）肝血虚证

【临床表现】

眩晕耳鸣、面白无华、爪甲不荣、两目干涩、视物模糊、夜盲、肢体麻木、筋脉拘挛、月经量少或闭经、舌质淡、脉细。

【辨证要点】

目、爪、筋脉失养，月经不调，和血虚证并见。

（二）肝阴虚证

【临床表现】

头晕、头痛、耳鸣、胁肋隐痛、两目干涩、视物模糊、烦躁失眠、五心烦热、潮热盗汗、咽干口燥、舌红少苔、脉弦细数。

【辨证要点】

目、爪、筋脉失养，和阴虚内热证并见。

（三）肝气郁结证

【临床表现】

情志抑郁或易怒，善太息，胸胁或少腹胀痛，或咽有梗阻感，或胁下痞块，妇人见乳房胀痛、痛经、月经不调、甚至闭经，舌质紫或舌边有瘀斑、脉弦。

【辨证要点】

情志抑郁、易怒，胁肋、乳房、少腹等肝经循行所过部位胀痛，或妇女月经失调。

（四）肝火上炎证

【临床表现】

头胀痛、眩晕、面红目赤、急躁易怒、口苦咽干、失眠或噩梦纷纭、胁肋灼痛、耳鸣耳聋、尿黄便秘，或吐血、衄血，或目赤肿痛，舌红苔黄、脉弦数。

【辨证要点】

肝、胆经循行所经过的头、目、耳、胁等部位可出现火热炽盛的症状。

（五）肝阳上亢证

【临床表现】

急躁易怒、头目胀痛、眩晕耳鸣，或面部烘热、口苦咽干、腰膝酸软，小便黄，大便秘结，舌红苔黄，脉弦数，尺脉弱。

【辨证要点】

头目胀痛、眩晕耳鸣、腰膝酸软。

（六）肝胆湿热证

【临床表现】

胁肋胀痛、口苦纳呆、呕恶腹胀、小便短黄、大便不调、苔黄腻、脉弦数，或兼见身目发黄、发热，或见阴囊湿疹、睾丸肿大热痛，或外阴瘙痒、带下黄臭等症。

【辨证要点】

胁肋胀痛、纳呆呕恶，或身目发黄，与湿热内蕴证并见。

（七）寒凝肝脉证

【临床表现】

少腹胀痛、睾丸坠胀遇寒加重，或见阴囊内缩、痛引少腹，面色白，形寒肢冷，口唇青紫，小便清长，舌淡苔白，脉沉弦。

【辨证要点】

少腹、阴部冷痛与寒盛之象并见。

五、肾与膀胱病辨证

（一）肾精不足证

【临床表现】

男子精少不育、女子经闭不孕、性功能减退，小儿发育迟缓、身材矮小、智力低下、动作迟钝、囟门迟闭、骨骼痿软，成人可见早衰、发脱齿摇、耳鸣耳聋、健忘恍惚、足痿无力。

【辨证要点】

生长发育迟缓、生殖功能减退，成人出现早衰表现，但无明显热象及寒象。

（二）肾阳虚证

【临床表现】

腰膝酸软，形寒肢冷、以下肢为甚，头晕耳鸣，神疲乏力，男子阳痿，女子不孕，尿少，水肿或五更泄泻，面色淡白，舌质淡胖，脉沉迟。

【辨证要点】

腰膝酸软、全身功能低下伴阳虚证。

（三）肾阴虚证

【临床表现】

腰膝酸软、眩晕、耳鸣耳聋、失眠多梦、咽干舌燥、形体消瘦、五心烦热、潮热盗汗、男子遗精、女子经闭、不孕，或见崩漏，舌红苔少而干，脉细数。

【辨证要点】

腰膝酸软、男子遗精、女子月经不调，和阴虚证并见。

（四）膀胱湿热证

【临床表现】

尿频、尿急、排尿灼热疼痛、小便短少、赤涩，或尿血，或尿有砂石，或尿浊，或腰痛、少腹拘急胀痛，发热，舌红苔黄腻，脉濡数。

【辨证要点】

尿频、尿急、尿痛。

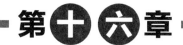

中药与方剂

中药是我国传统药物的总称，是指在中医理论的指导下，用于预防和治疗疾病的药物，具有独特的理论体系和应用形式，充分反映了我国历史、文化、自然资源等方面的特点。中药大部分来源于天然植物，其次是动物、矿物及部分化学、人工制品。

方剂是在辩证审因、确定治法的基础上，选择适宜药物，按照组方原则，酌定用量用法，妥善配伍而成的中医处方，是中医治病的主要工具之一。

第一节　中药的基本知识

中药是在中医理论指导下，用于预防和治疗疾病的药物。传统药物包括植物药、动物药、矿物药等，由于以植物药居多，故称"本草"。

一、中药的性能

中药性能是对中药作用的基本性质和特征的高度概括，主要包括四气、五味、归经、升降浮沉和毒性等。

（一）四气五味

1. 四气　又称四性，即寒、热、温、凉四种药性，是从药物作用于机体所产生的不同反应或治疗效果概括出来的药物性能。寒与凉、温与热之间性质相同而程度上有差异，温次于热，凉次于寒。寒性和凉性药物，具有清热泻火、凉血解毒等作用，能够减轻或消除热证；温性或热性药物，具有温里散寒、助阳通脉、回阳救逆等作用，能够减轻或消除寒证。

此外，还有药物的寒热偏性不明显，作用缓和，称为平性药物。

2. 五味　是指酸、苦、甘、辛、咸五种药味。五味反映药物的作用特点，不同的药味，具有不同的作用。五味并不一定是药物的真正味道。

（1）酸味：能收、能涩，有收敛、固涩作用。常用于体虚多汗、肺虚久咳、久泻滑脱、遗精遗尿、崩漏带下等病证。如五味子、乌梅。

（2）苦味：能泄、能燥，有泻热、泄下、燥湿等作用。常用于实热证和湿热证。如黄连、大黄。

（3）甘味：能补、能和、能缓，有补益、缓急止痛、调和药性、和中的作用。常用于虚证、脏腑不和及拘挛疼痛等病证。如人参、甘草。

（4）辛味：能散、能行，有发散、行气、活血、开窍等作用。常用于表证、气血阻滞及神昏窍闭之证。如麻黄、生姜、川芎。

（5）咸味：能软、能下，有软坚散结和泻下作用。常用于热结便秘、痰核、瘿瘤等病证。如芒硝、牡蛎。

此外，药物还有淡味和涩味，但一般将淡味归于甘味，将涩味归于酸味。

药物同时具有气与味。四气和五味有着密切的关系，因此，两者必须结合起来，才能更全面地说明药物的作用和性能。一般性味相同的药物，其主要作用也大致相同；性味不同的药物，功效也就有所区别。

（二）升降浮沉

升降浮沉反映药物作用于人体的不同趋向。升是上升，降是下降，浮是向外发散，沉是向内收敛。升浮属阳，沉降属阴。

升浮药能上行向外，具有升阳、发表、散寒、催吐和开窍等功效，治疗病位在上在表，或病势下陷者；沉降药能下行、向里，具有清热、泻下、利水、收敛、平喘、止呃等作用，治疗病位在下，或病势上逆者。

药物的升降浮沉趋向与药物气味、质地轻重及炮制、配伍有着密切的关系。凡辛甘之味、温热之性的药物多为升浮之品；凡酸、苦、咸之味、性寒凉的药物多为沉降之品；花、茎、叶质地轻的药物多为升浮；果实、种子、矿石等质地重的药物多主沉降；炮制时，酒炒则升，姜炒则散，醋炒则收敛，盐炒则下行；复方配伍中，升浮药在多数沉降药中可随之沉降，沉降药在多数升浮药中则随之升浮。

（三）归经

归经是指药物对机体脏腑、经络的选择性作用，是以脏腑经络理论为基础的药物作用的定位概念。归经把药物的作用与人体的脏腑经络联系起来，如黄连善清心火，归心经；黄芩善清肺火，归肺经；黄柏善清肾脏虚火，归肾经。一些药物，可以同时归入数经，说明该药对多个脏腑经络病变均有治疗作用。

（四）毒性

毒性是指药物对机体的损害性。根据药物损害作用的强弱，可分为大毒、有毒、小毒三级。应用带有毒性的药物时，要根据患者体质的强弱、疾病部位的深浅，恰当选择药物及剂量，中病即止，不可久服，以防止过量或蓄积中毒。

二、中药配伍

配伍是根据病情需要和药物性能，选择两种或两种以上的药物配合使用，包括相须、相使、相畏、相杀、相恶、相反六种关系。

1. 相须 性能、功效相同或相似的药物配合同用，以增强原有疗效。如石膏配知母，其清热泻火之力显著增强。

2. 相使 两药同用，以一药为主，另一药为辅，以增强主药的疗效。如黄芪配茯苓治疗水肿，茯苓能加强黄芪的利水作用。

3. 相畏 一种药物的毒性或副作用能被另一种药物减轻或消除。如半夏的毒性能被生姜减轻或消除，即半夏畏生姜。

4. 相杀 一种药物能减轻或消除另一种药物的毒性或副作用。如生姜能减轻或消除半夏的毒性，即生姜杀半夏。

5. 相恶 一种药物可使另一种药物的功效降低或消失。如莱菔子能降低人参的补气作用，故人参恶莱菔子。

6. 相反 药物配合后能产生毒性反应或副作用。如"十八反""十九畏"中的药物。

相须、相使能产生协同作用而增强药物疗效，临床应尽量多地应用；相恶能降低或消除药物的原有疗效，临床应避免应用；相反能使药物产生毒副作用，临床应禁用；相畏与相杀则能减轻或消除毒副作用，临床在必要时选择应用。

第二节 方剂的基本知识

方剂是在中医理论指导下，按照组方原则，选择适当的药物合理配伍组成的药方。

一、方剂制方

1. 方剂的组成原则 方剂的组成，不是简单地将药物进行堆砌、相加，而是根据病情的需要，在辨证论治的基础上，按照组方的原则，合理地选择药物、剂量组合成方。方剂一般由君药、臣药、佐药和使药四个部分组成。

君药：又称主药，是在方剂中针对主病或主证起主要治疗作用的药物。

臣药：有两种涵义。一是辅助君药加强其治疗主病或主证作用的药物；二是针对重要的兼病或兼证起主要治疗作用的药物。

佐药：意义有三。一是佐助药，即配合君、臣药以加强治疗作用，或用以治疗次要兼证或次要症状的药物；二是佐制药，即用于消除或缓解君、臣药的毒性，或能制约君、臣药烈性的药物；三是反佐药，即在病重邪甚以及拒药不受的情况下，配用与君药性味相反、在治疗中起相成作用的药物，防止病药格拒。

使药：意义有二。一是引经药，能引方中诸药直达病所；二是调和药，具有调和方中诸药的作用。

以麻黄汤为例，说明方剂的组成原则。麻黄汤由麻黄、桂枝、杏仁、甘草四药组成，主治外感风寒表实证，症见恶寒发热，头痛身疼，无汗而喘，苔薄白，脉浮紧等。方中麻黄发汗解表，宣肺平喘，为君药；桂枝发汗解肌助麻黄发汗解表，为臣药；杏仁宣肺降气助麻黄平喘，为佐药；甘草调和诸药，为使药。四药相配，共奏散寒解表、宣肺平喘之功。

2. 方剂的组成变化　方剂的组成既有严格的原则性，又有灵活性。临证组方时，应结合患者的病证、年龄、体质、性别、地域和时令等不同情况进行调整变化，才能更好地提高疗效。

（1）药味加减变化：主证不变的情况下，主药不变，随着兼证的变化加减药味，即通过对臣药、佐药、使药的调整，以适应主证不变的病情变化。

（2）药量加减变化：方剂的药物组成不变，通过改变其药物剂量，使方药主次与功能主治随之发生改变。

（3）剂型更换变化：同一方剂尽管用药、用量完全相同，但剂型不同，则药力大小和作用峻缓亦有差别，一般丸剂、散剂作用较缓慢，汤剂作用较迅速。

二、方剂剂型

方剂组成以后，根据病情需要与药物特点制成一定的形态，称为剂型。目前常用的剂型有汤剂、丸剂、散剂、膏剂、酒剂、丹剂等。

1. 汤剂　即煎剂，是将方中药物加水浸泡后，再煎煮一定时间，去渣取汁而成。其特点是吸收快，能迅速发挥药效，可根据病情的变化而随证加减，以便照顾到每一位患者或各种病证的特殊性。适用于病情较重和病情不稳定的患者。汤剂可以内服，亦可外用熏洗。

2. 丸剂　是将药物研成细粉或药物提取物，以炼蜜、水泛或米糊、面糊、药汁等为赋形剂制成球形的固体剂型。其特点是吸收缓慢，作用持久，节省药材，便于携带和服用。一般适用于慢性疾病。某些芳香走窜，不宜入煎剂的药物如麝香、冰片等，亦应做成丸剂，且多应用于急性病证，如安宫牛黄丸等。常用的丸剂有蜜丸、水丸、糊丸、浓缩丸、蜡丸等。

3. 散剂　分内服与外用两种。内服散剂是将药物粉碎，混合均匀，制成粉末状制剂，用水、茶、米汤或酒冲服，或水煎服；外用散剂是将药物研细后，散布或调敷患处，也可作点眼、吹喉等外用。其特点是制作简便，吸收较快，节省药材，携带方便。适用于各种急慢性疾病。有效成分不溶或难溶于水，或不耐高温，或剧毒不易掌握用量，或者贵重细料药物等尤适宜制成散剂。

4. 膏剂　将药物用水或植物油煎熬后去渣而成。有内服与外用两种。内服膏有流浸膏、浸膏、煎膏三种。煎膏剂是将药材用水煎煮、去渣浓缩后，加炼蜜或糖制成的半固体制剂，又称膏滋。具有吸收快，浓度高，体积小，便于保存，可备较长时间服用的特点，有滋补调理的作用，用于治疗慢性病和久病体虚者。外用膏是用油类将药物煎熬，去渣后加入黄丹、白蜡等收膏。有软膏和硬膏两种，其特点是使用方便，药效较快，适用于疮疡肿毒、跌打损伤、烧伤、风湿疼痛等。

5. 酒剂　又称药酒，是将药物用白酒或黄酒浸泡一定时间后，去渣取液而成。其特点是便于保存，并可以内服或外用。酒剂服用量少，吸收迅速，见效快，多用于治疗风寒湿痹证、跌打损伤等，还可补虚养体。

6. 丹剂　有内服与外用两类。内服丹剂没有固定剂型，有丸剂，也有散剂，每以药品贵重或药效显著而称为丹，如紫雪丹、玉枢丹、至宝丹等。外用丹剂亦称为丹药，是以某些矿物质类药经过炼制、升华、融合等技术处理制成的无机化合物，如红升丹、白降丹等，常供外科使用。

此外，还有冲剂、片剂、糖浆剂、针剂（注射剂）、口服液、胶囊、茶剂、露剂等多种剂型。

第三节　常用中成药

中成药是以中药材为原料，在中医药理论的指导下，按规定的处方和标准加工制成一定剂型的中药制品，供临床医生辨证应用或患者自行使用的药物。中成药包括膏、丹、丸、散等传统剂型和胶囊、颗粒等现代剂型，具有明确的功效主治、用法、用量和有效期，以及明确的应用禁忌与注意事项，便于携带和贮存，是历代医学家在长期的医疗实践中创造和总结的精华，与方剂学的发展一脉相承。

为了更好地服务于临床，满足临床用药的需要，按照不同的目的将中成药进行分类。其中，根据药物功效的不同，将中成药分为解表类、清热类、温中类、理气类、理血类、扶正类、安神类、祛痰止咳类、祛湿类、祛风止痉类、开窍类、固涩类、消导类、泻下类以及外用中成药等。此种分类方法符合中医的理法方药特点，便于中医临床辨证应用。

一、解表类中成药

凡能疏肌解表、促使发汗，用以发散表邪、解除表证的中成药，称为解表类中成药。根据解表类中成药的药性和主治差异，一般将其分为发散风寒中成药和发散风热中成药两类。

小柴胡颗粒

【药物组成】 柴胡、姜半夏、黄芩、党参、甘草、生姜、大枣。

【功用主治】 解表散热,疏肝和胃。用于外感病,邪犯少阳证。症见寒热往来、胸胁苦满、食欲不振、心烦喜呕、口苦咽干。具有解热、抗病原微生物、抗炎、保肝利胆、增强免疫功能等作用。

【临床应用】

1. 感冒因邪犯少阳,表里同病所致。

2. 疟疾、黄疸因邪犯少阳所致。

3. 产后感染或经期感冒因热入血室所致。

【注意事项】 肝火偏盛、肝阳上亢者忌服。

九味羌活丸(颗粒、口服液)

【药物组成】 羌活、防风、苍术、细辛、川芎、白芷、黄芩、甘草、生地黄。

【功用主治】 疏风解表,散寒除湿。具有解热、镇痛、抗炎等作用。用于外感风寒夹湿所致的感冒。症见恶寒、发热、无汗、头重而痛、肢体酸痛。

【临床应用】

1. 感冒由外感风寒湿邪所致。

2. 头痛因外感风邪所致。

3. 痹证症见关节作痛,痛无定处,局部怕冷,但扪之发热,舌苔薄润,脉象弦涩。

【注意事项】 忌生冷、辛辣、油腻之物,饮食宜清淡。孕妇慎用。

疏风解毒胶囊

【药物组成】 虎杖、连翘、板蓝根、柴胡、败酱草、马鞭草、芦根、甘草。

【功用主治】 疏风清热,解毒利咽。具有抗病毒、抗炎、提高机体免疫功能等作用。用于急性上呼吸道感染属风热证者。症见发热、恶风、咽痛、头痛、鼻塞、流浊涕、咳嗽等。

【临床应用】 感冒因风热侵袭所致。症见发热恶风,咽喉红肿、疼痛,头痛,鼻塞,流浊涕;急性上呼吸道感染见上述证候者。

【注意事项】 对本品过敏者禁用,脾胃虚寒者慎用。

双黄连口服液(颗粒、胶囊、片)

【药物组成】 金银花、黄芩、连翘。

【功用主治】 疏风解表,清热解毒。用于外感风热所致的感冒。症见发热、咳嗽、咽痛。

【临床应用】 感冒因外感风热所致。症见发热,微恶风,汗泄不畅,头胀痛,鼻塞,流黄浊涕,咳嗽,舌红,苔薄黄,脉浮数;上呼吸道感染见上述证候者。

【注意事项】 有服用本品后发生皮肤瘙痒及皮疹不良反应的报道。对本品过敏者禁用。脾胃虚寒者、过敏体质者慎用。

二、清热类中成药

本类中成药具有清热泻火、凉血解毒的作用,用于治疗里热证。

黄连上清丸(片)

【药物组成】 黄连、栀子、连翘、炒蔓荆子、防风、荆芥穗、白芷、黄芩、菊花、薄荷、大黄、黄柏、桔梗、川芎、石膏、旋覆花、甘草。

【功用主治】 散风清热,泻火止痛。用于风热上攻、肺胃热盛所致的头晕目眩、暴发火眼、牙齿疼痛、口舌生疮、咽喉肿痛、耳痛耳鸣、大便秘结、小便短赤。

【临床应用】

1. 暴风客热因风热上攻,肺胃热盛,引动肝火上蒸头目所致。

2. 聤耳因风热邪毒上犯,肺胃热盛,毒热结聚,循经上蒸耳窍,气血相搏,化腐成脓所致。

3. 口疮因风热邪毒内侵,或肺胃热盛,循经上攻于口所致。

4. 牙宣因肺胃火盛,风热内侵,火热蕴郁,循经上蒸所致。

5. 尽牙痛因风热邪毒侵袭,肺胃火盛,火毒循经郁结牙龈冠周所致。

6. 喉痹因风热邪毒内侵,肺胃热盛,火热循经上蒸咽喉所致。

【注意事项】 有服用本品发生急性肝损害的个案报道。对本品过敏者、孕妇禁用。脾胃虚寒者不宜用。阴虚火旺者慎用。

清热解毒颗粒(口服液)

【药物组成】 石膏、金银花、玄参、地黄、连翘、栀子、甜地丁、黄芩、龙胆、板蓝根、知母、麦冬。

【功用主治】 清热解毒。用于热毒壅盛所致的发热面赤、烦躁口渴、咽喉肿痛等症;流行性感冒、上呼吸道感染见上述证候者。

【临床应用】

1. 时行感冒由外感时行疫毒之邪,内郁化火所致。

2. 感冒由外感风热,内郁化火所致。

【注意事项】 对本品过敏者禁用。脾胃虚寒者不宜用。

茵栀黄口服液（颗粒）

【药物组成】　茵陈提取物、栀子提取物、黄芩提取物（以黄芩苷计）、金银花提取物。

【功用主治】　清热解毒。具有保肝、抗菌等作用。用于热毒壅盛所致的发热面赤、烦躁口渴、咽喉肿痛等症；流行性感冒、上呼吸道感染见上述证候者。

【临床应用】　黄疸因湿热瘀毒蕴结肝胆，胆汁外溢所致。

【注意事项】　阴黄证不宜用；肝衰竭所致的黄疸、梗阻性黄疸及残留黄疸不宜用；自身免疫性肝炎、原发性胆汁性肝硬化和原发性硬化性胆管炎所致的黄疸应慎用。新生儿黄疸禁用。妊娠及哺乳期妇女慎用。本品应中病即止，黄疸消退后应考虑停用，不宜久服。

三、温中类中成药

凡以温里药或化湿药为主组成，具有温中散寒、化湿和胃的作用，用于治疗中焦虚寒证或寒湿中阻证的中成药，称为温中类中成药。

附子理中丸（片）

【药物组成】　附子（制）、党参、炒白术、干姜、甘草。

【功用主治】　温中健脾。具有增强机体抗寒能力、镇静、抑制肠道平滑肌运动等作用。用于脾胃虚寒所致的脘腹冷痛，呕吐泄泻，手足不温。

【临床应用】

1. 胃痛因脾胃虚寒，凝滞不通所致。

2. 泄泻因脾肾虚寒，脾失升清所致。

【注意事项】　有服用本品后发生心律失常的个案报道。对本品过敏者禁用。孕妇及哺乳期妇女慎用。

香砂养胃丸（片、胶囊、颗粒）

【药物组成】　木香、砂仁、白术、陈皮、茯苓、半夏（制）、醋香附、枳实（炒）、豆蔻（去壳）、姜厚朴、广藿香、甘草、生姜、大枣。

【功用主治】　温中和胃。具有抗胃溃疡和镇痛等作用。用于胃阳不足，湿阻气滞所致的胃痛、痞满。

【临床应用】

1. 胃痛因胃阳不足，寒湿气滞所致。

2. 痞满因脾虚不运，胃气阻滞所致。

3. 纳呆因脾胃虚弱，胃不受纳，脾不运化所致。

【注意事项】 对本品过敏者禁用，脾胃阴虚及湿热中阻者慎用。

四、理气类中成药

理气类中成药是指以行气药和降气药为主组成，具有行气疏肝和胃的功能，用于治疗气滞或气逆所致疾病的一类中成药。

丹栀逍遥丸

【药物组成】 柴胡（酒制）、当归、白芍（酒炒）、栀子（炒焦）、牡丹皮、白术（土炒）、茯苓、甘草（蜜炙）、薄荷。

【功用主治】 疏肝解郁，清热调经。用于肝郁化火所致的胸胁胀痛、烦闷急躁、颊赤口干、食欲不振或有潮热，以及妇女月经先期、经行不畅、乳房与少腹胀痛。

【临床应用】

1. 胁痛因肝郁化火，木郁克土，肝脾失调所致。

2. 胃脘痛因肝郁化火，肝气犯胃，肝胃不和所致。

3. 郁证因情志不遂，肝郁化火，肝失疏泄，肝脾不和所致。

4. 月经不调因肝郁化火，冲任失调所致。

【注意事项】 对本品过敏者禁用。孕妇、经期妇女慎用。服药期间饮食宜清淡，忌生冷及油腻食物并应保持心情舒畅。

气滞胃痛颗粒（胶囊、片）

【药物组成】 柴胡、香附（炙）、白芍、延胡索（炙）、枳壳、炙甘草。

【功用主治】 疏肝理气，和胃止痛。用于肝郁气滞所致的胸痞胀满、胃脘疼痛。

【临床应用】 胃痛因情志失调，肝郁气滞所致。

【使用注意】 孕妇慎用。本品为含延胡索制剂，与咖啡因、苯丙胺等中枢兴奋剂及环己巴比妥等镇静催眠药不宜联用。

五、理血类中成药

凡以理血药为主组成，具有活血、调血、止血等作用，用于治疗血证的中成药，统称为理血类中成药。由于本类中成药易致流产，故孕妇不宜服用。

麝香保心丸

【药物组成】 人工麝香、人参提取物、人工牛黄、肉桂、苏合香、蟾酥、冰片。

【功用主治】　芳香温通，益气强心。具有抗心肌缺血、改善血液流变性、降血脂和抗心肌纤维化等作用。用于气滞血瘀所致的胸痹。症见心前区疼痛，且固定不移；心肌缺血引起的心绞痛、心肌梗死见上述证候者。

【临床应用】　胸痹因气滞血瘀，脉络闭塞所致。

【注意事项】　孕妇及对本品过敏者禁用。本品中含有蟾酥，不宜过用、久用。本品具有强心作用，不宜与洋地黄类药物同用。

复方丹参片（颗粒、胶囊、滴丸）

【药物组成】　丹参、三七、冰片。

【功用主治】　活血化瘀，理气止痛。具有抗心肌缺血、抗动脉粥样硬化、改善血液流变性和降血脂等作用。用于气滞血瘀所致的胸痹。

【临床应用】　胸痹因气滞血瘀，阻塞心脉所致。症见胸前闷痛，或卒然心痛如绞，痛有定处，甚则胸痛彻背，背痛彻胸，舌紫暗或有瘀斑，脉弦涩或结代；冠心病、心绞痛见上述证候者。

【注意事项】　孕妇禁用。寒凝血瘀胸痹心痛者不宜用。妇女月经期及肝肾功能异常者慎用。滴丸剂偶见胃肠道不适。饮食宜清淡、低盐、低脂。忌生冷、辛辣、油腻之品，忌烟酒、浓茶。

速效救心丸

【药物组成】　川芎、冰片。

【功用主治】　行气活血，祛瘀止痛，增加冠脉血流量，缓解心绞痛。具有抗心肌缺血、提高机体耐缺氧能力、改善血流动力学指标、镇痛等作用。用于气滞血瘀型冠心病心绞痛。

【临床应用】

1. 胸痹因气滞血瘀，心脉闭阻所致。症见胸闷，胸痛，痛有定处或牵引左臂内侧，心悸，舌紫暗，苔薄，脉细涩；冠心病、心绞痛见上述证候者。

2. 心悸因气滞血瘀，心脉闭阻，心失所养而致。症见心悸不宁，惊惕不安，胸闷心痛，气短，舌质紫暗有瘀斑；功能性心律失常见上述证候者。

【注意事项】　孕妇禁用。寒凝血瘀、阴虚血瘀型胸痹心痛不宜单用；伴有中重度心力衰竭的心肌缺血者慎用。忌食生冷、辛辣、油腻之品，忌烟酒、浓茶。

六、扶正类中成药

六味地黄丸（颗粒、软胶囊、胶囊）

【药物组成】　熟地黄、酒萸肉、牡丹皮、山药、茯苓、泽泻。

【功用主治】　滋阴补肾。用于肾阴亏损所致的头晕耳鸣、腰膝酸软、骨蒸潮热、盗汗遗精、消渴。

【临床应用】

1. 肾阴亏损证因久病伤肾，或禀赋不足，或房事过度，或过服温燥伤阴之品，致肾阴亏损。

2. 眩晕因肾阴不足，精亏髓少，头窍失养所致。

3. 耳鸣因肾阴不足，精不上承，耳窍失养所致。

4. 发热因阴精亏虚，阴衰阳盛，水不制火所致。

5. 盗汗因阴精亏虚，虚火内生，迫津外泄所致。

6. 遗精因肾阴亏虚，相火内扰所致。

7. 消渴因阴虚燥热所致。

【注意事项】　对本品过敏者禁用。

大补阴丸

【药物组成】　熟地黄、盐知母、盐黄柏、醋龟甲、猪脊髓。

【功用主治】　滋阴降火。用于阴虚火旺所致的潮热盗汗、咳嗽咯血、耳鸣遗精。

【临床应用】

1. 发热因阴虚火旺所致。

2. 盗汗因阴虚火旺，迫津外泄所致。

3. 咳嗽咯血因阴虚火旺，灼伤肺络所致。

4. 耳鸣因肾精不足，耳窍失养所致。

5. 遗精因阴虚火旺，扰乱精室所致。

【注意事项】　气虚发热、火热实证者，以及脾胃虚弱、湿盛便溏者慎用。

人参归脾丸

【药物组成】　人参、炙黄芪、当归、龙眼肉、白术（麸炒）、茯苓、远志（去心，甘草炙）、酸枣仁（炒）、木香、炙甘草。

【功用主治】　益气补血，健脾养心。用于心脾两虚，气血不足所致的心悸、怔忡、失眠健忘、食少体倦、面色萎黄，以及脾不统血所致的便血、崩漏。

【临床应用】

1. 心悸因思虑过度，劳伤心脾，心血不足所致。

2. 不寐因思虑劳倦，耗伤气血，心脾两虚，心神失养所致。

3. 健忘因久病体弱，或思虑过度，劳伤心脾，气血不足，脑失所养所致。

4. 血证因脾虚固摄无力所致。

【注意事项】　忌食生冷，忌烟酒及浓茶。热证及痰湿内盛者慎用。

七、安神类中成药

凡以安神药为主组成，具有安神定志等作用，用于治疗心神不安病证的中成药，称为安神类中成药。本类中成药主要治疗心悸怔忡、失眠多梦等症。

柏子养心丸

【药物组成】　柏子仁、党参、炙黄芪、川芎、当归、茯苓、远志（制）、酸枣仁、肉桂、五味子（蒸）、半夏曲、炙甘草、朱砂。

【功用主治】　补气，养血，安神。用于心气虚寒所致的心悸易惊、失眠多梦、健忘。

【临床应用】

1. 不寐因心气耗伤或阴血不足，心神失养所致。

2. 心悸因心气虚寒，心神失养所致。

【注意事项】　肝阳上亢者禁用。不宜饮用浓茶、咖啡等刺激性饮品。宜饭后服用。不可过量、久服，不可与碘化物、溴化物同用。

养血安神丸（片、颗粒、糖浆）

【药物组成】　首乌藤、鸡血藤、熟地黄、地黄、合欢皮、墨旱莲、仙鹤草。

【功用主治】　滋阴养血，宁心安神。用于阴虚血少所致的心悸、头晕、失眠多梦、手足心热。

【临床应用】

1. 心悸因心血不足，心神失养所致。

2. 失眠因心肾不交所致。症见心烦不寐，入睡困难，心悸健忘，失眠多梦，腰膝酸软，舌红少苔，脉细数。

【注意事项】　脾胃虚弱者宜在饭后服用，以减轻药物对肠胃的刺激。

八、祛痰止咳中成药

凡以化痰或止咳平喘药为主组成，具有祛痰，减轻或制止咳嗽、气喘的作用，用于治疗咳喘病证的中成药，称为止咳化痰平喘类中成药。

祛痰止咳颗粒

【药物组成】　党参、芫花（醋制）、甘遂（醋制）、水半夏、紫花杜鹃、明矾。

【功用主治】　健脾燥湿，祛痰止咳。用于脾胃虚弱，水饮内停所致的咳嗽痰多、喘息；慢性支气管炎、慢性阻塞性肺疾病、肺源性心脏病见上述证候者。

【临床应用】

1. 咳嗽因脾胃虚弱，聚湿生痰，痰饮阻肺所致。

2. 喘证因脾胃虚弱，痰浊内生，上犯阻肺所致。

【注意事项】　孕妇禁用。外感咳嗽、阴虚久咳及肾虚作喘者慎用。不宜久用。

强力枇杷膏（露、胶囊、颗粒）

【药物组成】　枇杷叶、罂粟壳、百部、白前、桑白皮、桔梗、薄荷脑。

【功用主治】　养阴敛肺，镇咳祛痰。用于久咳劳嗽，支气管炎等。

【临床应用】　咳嗽，因燥热伤肺，肺阴不足所致。

【注意事项】　外感咳嗽及痰浊壅盛者慎用。本品含罂粟壳，不宜久服。

九、祛湿类中成药

凡以祛湿药物为主，配伍清热、通淋、止泻、利尿和化浊药物，用于治疗以水湿、痰湿、湿浊为患疾病的一类中成药称为祛湿类中成药。

风湿骨痛丸（片、胶囊、颗粒）

【药物组成】　制川乌、制草乌、麻黄、红花、木瓜、乌梅、甘草。

【功用主治】　温经散寒，通络止痛。用于寒湿闭阻经络所致的痹病。症见腰脊疼痛，四肢关节冷痛；风湿性关节炎见上述证候者。

【临床应用】　痹病因寒湿阻络所致。症见肢体关节疼痛，喜温畏寒，或关节肿胀，局部僵硬，肢体麻木，活动不利，或颈肩腰背疼痛，遇寒痛增，苔白腻，脉弦紧；类风湿关节炎、强直性脊柱炎、颈椎病、骨关节病、腰椎骨质增生见上述证候者。

【注意事项】　孕妇禁用。阴虚火旺或湿热痹病者慎用。不可过量服用。

五苓散（胶囊、片）

【药物组成】　茯苓、泽泻、猪苓、肉桂、白术（炒）。

【功用主治】　温阳化气，利湿行水。用于阳不化气，水湿内停所致的水肿。症见小便不利，水肿腹胀，呕逆泄泻，渴不思饮。

【临床应用】

1. 水肿因阳气不足，膀胱气化无力而致水湿内停所致。

2. 蓄水证因外感表证未尽，病邪随经入里，影响膀胱气化功能所致，如尿潴留。

3. 痰饮因水湿内蓄于下，夹气上攻所致。

4. 泄泻因脾胃湿困,清气不升,浊气不降所致,如慢性肠炎。

【注意事项】 湿热下注、气滞水停、风水泛溢所致的水肿者慎用。

十、祛风止痉类中成药

祛风止痉类中成药是指以辛散祛风或息风止痉药为主组成,具有疏散外风或平息内风的作用,用于治疗风邪所致疾病的一类中成药。

正天丸(胶囊)

【药物组成】 川芎、当归、桃仁、红花、鸡血藤、附片、麻黄、白芷、防风、独活、羌活、细辛、钩藤、地黄、白芍。

【功用主治】 疏风活血,通络止痛。用于外感风邪、瘀血阻络引起的头痛,神经性头痛。

【临床应用】 头痛因外感风邪,瘀血阻络所致。症见头面疼痛,经久不愈,痛处固定不移,或局部跳痛,舌质紫暗或瘀斑;神经性头痛者见上述证候者。

【注意事项】 宜饭后服用。婴幼儿、孕妇、哺乳期妇女、肝肾功能不全者、对本品过敏者禁用。高血压病、心脏病患者及过敏体质者慎用。服药期间忌烟酒及辛辣、油腻食物。

华佗再造丸

【药物组成】 川芎、吴茱萸、冰片等。

【功用主治】 活血化瘀,化痰通络,行气止痛。用于痰瘀阻络之中风恢复期和后遗症。症见半身不遂、拘挛麻木、口眼㖞斜、言语不清。

【临床应用】 中风因瘀血或痰湿闭阻经络所致。症见半身不遂,口眼㖞斜,手足麻木,疼痛拘挛,肢体沉重疼痛或活动不利,舌质紫暗,舌下脉络迂曲;中风恢复期见上述证候者。

【注意事项】 孕妇、脑出血急性期禁用。中风痰热壅盛证者不宜用。平素大便干燥者慎用。服药期间,忌辛辣、生冷、油腻食物。

【不良反应】 少数患者可出现口干、舌燥、恶心、食欲减退、胃脘不适及皮肤瘙痒等症状。

十一、开窍类中成药

凡以芳香开窍药为主组成,具有启闭醒神的作用,用于治疗窍闭神昏证的中成药,称为开窍类中成药。本类中成药多为辛香走窜之品,易伤元气,临床多用于急救,故只宜暂用,不可久服,应中病即止。

安宫牛黄丸（散）

【药物组成】　牛黄、水牛角浓缩粉、麝香或人工麝香、珍珠、朱砂、雄黄、黄连、黄芩、栀子、郁金、冰片。

【功用主治】　清热解毒，镇惊开窍。用于热病，邪入心包。症见高热惊厥、神昏谵语；中风昏迷及脑炎、脑膜炎、中毒性脑病、脑出血、败血症见上述证候者。

【临床应用】

1. 昏迷症见高热烦躁，神昏谵语，喉间痰鸣，惊厥抽搐，斑疹吐衄，舌绛苔焦，脉细数；流行性脑脊髓膜炎、乙型脑炎、中毒性脑病、败血症见上述证候者。

2. 中风症见突然昏迷，不省人事，两拳紧握，牙关紧闭，面赤气粗，口舌歪斜，喉间痰声辘辘，舌质红，苔黄腻，脉弦滑而数；脑梗死、脑出血见上述证候者。

3. 惊风症见高热烦躁，头痛咳嗽，喉间痰鸣，神昏谵妄，惊厥抽搐，舌红绛，苔焦黄，脉弦数者；流行性脑脊髓膜炎、乙型脑炎见上述证候者。

【注意事项】　对本品过敏者、孕妇禁用。肝肾功能不全者慎用。不宜与硝酸盐、硫酸盐类同用。不宜过量久服。服药期间饮食宜清淡，忌食辛辣、油腻食物。

万氏牛黄清心丸（片）

【药物组成】　牛黄、朱砂、黄连、栀子、郁金、黄芩。

【功用主治】　清热解毒，镇惊安神。用于热入心包，热盛动风证。症见高热烦躁、神昏谵语及小儿高热惊厥。

【临床应用】

1. 发热症见高热头痛，烦躁不安，舌红苔黄，脉数；流行性乙型脑炎、麻疹病毒性脑炎、麻疹后并发支气管性肺炎、百日咳并发脑膜炎见上述证候者。

2. 小儿高热惊厥症见高热头痛，神昏谵语，四肢抽动，烦躁不安，舌红苔黄，脉数；小儿高热惊厥见上述证候者。

【注意事项】　孕妇禁用。虚风内动、脱证神昏者不宜使用。本品含牛黄、朱砂，不宜久服。

十二、固涩类中成药

凡以固涩药为主组成，具有收敛固涩的作用，用于治疗气、血、津、精耗散滑脱病证的中成药，称为固涩类中成药。

金锁固精丸

【药物组成】 沙苑子（炒）、芡实（蒸）、莲须、龙骨（煅）、牡蛎（煅）、莲子。

【功用主治】 固肾涩精。用于肾虚不固所致的遗精滑泄、神疲乏力、四肢酸软、腰痛耳鸣。

【临床应用】

1. 遗精因肾虚精关不固所致。症见梦遗滑泄，腰痛耳鸣，神疲乏力，四肢酸软，舌淡，苔白滑，脉沉细；神经官能症、前列腺肥大、前列腺炎等见上述证候者。

2. 早泄因肾虚或禀赋不足所致。症见早泄，畏寒肢冷，腰膝酸软，舌淡，脉微；前列腺炎、精囊炎及前列腺增生等见上述证候者。

【注意事项】 湿热下注或阴虚火旺所致遗精者不宜使用。感冒发热勿服。

缩泉丸（胶囊）

【药物组成】 山药、益智仁（盐炒）、乌药。

【功用主治】 温肾缩尿。用于肾虚所致的小便频数，夜间遗尿。

【临床应用】

1. 多尿症见小便频数清长，夜间尤甚，腰膝酸软，舌质淡，脉沉细弱；神经性尿频见上述证候者。

2. 遗尿症见小儿夜间遗尿，伴神疲倦怠，舌淡苔薄，脉沉细；功能性遗尿见上述证候者。

【注意事项】 宜饭前服用。

十三、消导类中成药

凡以消导药为主组成，具有消食化积等作用，用于治疗食积停滞的中成药，称为消导类中成药。

保和丸（颗粒）

【药物组成】 焦山楂、六神曲（炒）、炒莱菔子、炒麦芽、半夏（制）、陈皮、茯苓、连翘。

【功用主治】 消食，导滞，和胃。用于食积停滞所致的脘腹胀满、嗳腐吞酸、不欲饮食。

【临床应用】 食积症见腹痛腹胀，恶心呕吐，嗳腐吞酸，不欲饮食，大便不调，舌苔厚腻，脉滑；慢性胃炎、功能性消化不良见上述证候者。

【注意事项】 对本品过敏者、孕妇禁用。哺乳期妇女慎用。身体虚弱或老年人不宜长期服用。服药期间饮食宜清淡,忌生冷、油腻食物。

六味安消散(胶囊)

【**药物组成**】　藏木香、大黄、山奈、北寒水石(煅)、诃子、碱花。

【**功用主治**】　和胃健脾,消积导滞,活血止痛。用于脾胃不和,积滞内停所致的胃痛胀满、消化不良、便秘、痛经。

【**临床应用**】

1. 胃痛症见胃痛不适,胃胀,嗳腐吞酸,或吐不消化食物,吐后痛减,口渴口臭,心烦,大便臭秽或便秘,舌苔厚腻,脉滑实;急性胃炎、慢性胃炎见上述证候者。

2. 便秘症见大便干结难解,腹胀腹痛,嗳腐吞酸,口渴口臭,大便臭秽或便秘,舌苔厚腻,脉滑实;功能性便秘、消化不良见上述证候者。

3. 痛经症见经前或经期小腹胀痛拒按,月经量少或经行不畅,经色紫暗或有血块,胸胁乳房胀痛,舌质紫暗或有瘀点,脉弦涩。

【**注意事项**】　对本品过敏者禁用,小儿及孕妇禁用,妇女月经期慎用。

【**不良反应**】　对本品敏感或体质虚弱的患者,服用本品后可能出现大便次数增多或轻微腹泻,一般无需特殊处理,减量服用或停药即可。未发现对儿童、老人的不良反应。

十四、泻下类中成药

三黄片

【**药物组成**】　大黄、盐酸小檗碱、黄芩浸膏。

【**功用主治**】　清热解毒,泻火通便。用于三焦热盛所致的目赤肿痛、口鼻生疮、咽喉肿痛、牙龈肿痛、心烦口渴、尿黄、便秘,亦用于急性胃肠炎、痢疾。

【**临床应用**】

1. 泄泻症见腹痛腹泻,脘腹胀满,腹痛拒按,泻后痛减,小便不利,舌红苔黄,脉数;急性胃肠炎、肠易激综合征见上述证候者。

2. 便秘症见大便秘结难下,面红身热,口干口臭;习惯性便秘见上述证候者。

3. 口疮症见口舌生疮,疮面红肿灼痛,口渴口臭,咽痛或干,大便燥结,小便短赤,舌红苔黄燥或腻,脉洪数;口腔溃疡见上述证候者。

4. 牙宣见牙龈红肿疼痛,出血溢脓,烦渴喜冷饮,多食易饥,胃脘嘈杂,口干口臭,大便秘结,尿黄,舌红苔黄厚,脉滑数;牙龈炎、牙周炎见上述证候者。

5. 带下症见带下色黄质黏,味臭秽,口燥咽干,小便黄赤,舌红苔黄,脉弦数;慢性盆腔炎、阴道炎、宫颈糜烂见上述证候者。

【注意事项】　孕妇慎用。

通便灵胶囊

【药物组成】　番泻叶、当归、肉苁蓉。

【功用主治】　泄热导滞,润肠通便。用于热结便秘、长期卧床性便秘、一时性腹胀便秘、老年习惯性便秘。

【临床应用】　便秘因实热积滞于胃肠,或年老气虚津亏所致大便秘结难下诸症。

【注意事项】　孕妇及哺乳期、月经期妇女禁用。

十五、外用中成药

马应龙麝香痔疮膏

【药物组成】　人工麝香、人工牛黄、珍珠、煅炉甘石、硼砂、冰片、琥珀。

【功用主治】　清热燥湿,活血消肿,去腐生肌。用于湿热瘀阻所致的各类痔疮、肛裂。症见大便出血,或疼痛,有下坠感,亦用于肛周湿疹。

【临床应用】

1.内痔症见大便时出血,有痔核脱出;Ⅰ、Ⅱ、Ⅲ期内痔见上述证候者。

2.肛裂症见大便带血,肛门疼痛。

3.肛周湿疹因湿热瘀阻所致。症见肛门周围湿痒。

【注意事项】　孕妇慎用或遵医嘱。不可内服。忌辛辣、油腻食物。

如意金黄散

【药物组成】　姜黄、大黄、黄柏、苍术、厚朴、陈皮、甘草、生天南星、白芷、天花粉。

【功用主治】　清热解毒,消肿止痛。用于热毒瘀滞肌肤所致的疮疡、丹毒、流注,症见肌肤红、肿、热、痛,亦可用于跌打损伤。

【临床应用】

1.疮疡症见疮形高肿,皮色焮红,灼热疼痛;急性蜂窝织炎、急性化脓性淋巴结炎、肛周脓肿见上述证候者。

2.丹毒症见突发全身发热,患部色红如染丹,边缘微隆起,边界清楚,疼痛,手压之红色减退,抬手复苏,舌红苔黄,脉滑数;淋巴管炎见上述证候者。

3.流注症见疮形高突,皮温微热,疼痛,可见一处或多处发生;体表多发性脓肿见上述证候者。

【注意事项】　外用药,不可内服。对本品过敏者及孕妇慎用。

第四节　中药的用法

药物治疗是中医治疗疾病最常用的手段,而汤剂是中药最常使用的一种剂型,因为它吸收快,易发挥疗效,便于加减应用,能灵活地适应各种病证。除了要具备中药的基本知识外,医务人员更要正确掌握中药汤剂的煎煮、用药方法、中医用药"八法",中草药中毒以及不良反应等。

一、中药汤剂煎煮法

（一）煎药器具

煎药以砂锅或砂罐为佳,因其化学性质稳定,不易与药物成分发生化学反应,且导热均匀,保暖性能好。其次为白色搪瓷或不锈钢器皿。忌用铁、铜等金属用具。

（二）煎药用水

煎药用水必须无异味,洁净澄清,含矿物质及杂质少。生活用水皆可用来煎煮中药。煎药用水量应根据药量、药物质地和煎煮时间来确定,一般第一煎加水没过药面 3～5cm,一煎结束后,滤出药汁,再次加水至没过药面 2～3cm 为宜。也可以每克加水 10ml 计算,第一煎加全部水量的 70%,第二煎加全部水量的 30%,水应一次加足,不宜中途加水,更不能把药煎干后加水重煎。

（三）煎药浸泡

中药煎煮前,不需要清洗,而是应该先用冷水或温水浸泡 30～60min。浸泡既有利于有效成分的充分溶出,又可缩短煎煮时间。

（四）煎煮火候及时间

一般药物宜先武火煮沸后再用文火,以免药汁溢出锅面或过快熬干,药物煮沸后,第一煎文火煎 30min,第二煎文火煎 20min;解表药及其他芳香性药物,煮沸后文火维持 10～15min 即可;有效成分不易煎出的矿物质、贝壳类及补益类药,宜文火久煎 1h 左右,使有效成分充分溶出。

（五）取药汁

一般一剂药可煎两次,个别质地厚重、性味滋腻的补益药可煎三次或多次;每剂药煎好后,应用纱布将药液过滤或绞渣取汁,总取汁量为 250ml 左右,儿童减半。

（六）特殊药物的煎法

由于药材质地等原因,某些药物的煎煮方法比较特殊。需要特殊煎煮的药物一般在处方上会有注明。

1. 先煎　此类药物宜先煎 30min，再纳入其他药同煎。如磁石、牡蛎等矿物质和贝壳类药物，有效成分不易煎出，需先煎；川乌、附子等药，其毒性较强，久煎可降低其毒性，需先煎。

2. 后下　如薄荷、砂仁等中药的有效成分易于挥发，应在其他药物煎煮将成时再放入，煎沸 2～5min 即可。

3. 包煎　如蒲黄、海金沙等因药材质地较轻，煎煮时易漂浮在药液面上，不便于煎煮及服用；车前子、葶苈子等药材含淀粉和黏液质较多，煎煮时容易粘锅、糊化；辛夷、旋覆花等药材有毛，对咽喉有刺激性等。这几类药入药时宜用纱布包裹入煎。

4. 单煎　贵重的药材，如人参、冬虫夏草等，可单独煎煮取汁，再兑入煎好的药液中同服或单独服用，以免在与其他药物的共煎过程中被其他药物吸收其有效成分，造成浪费。

5. 烊化　胶质、黏性大且容易溶解的药物，如阿胶等胶类药，容易黏附于其他药渣及锅底，既浪费药材，又容易熬焦，应该单独放入容器内隔水炖化，或以少量水煮化，趁热与其他煎好的药液混匀，顿服或分服。

6. 冲服　贵重药材、不宜煎煮的药物、液态药物或粉状药物，如芒硝等入水即化的药物及竹沥等汁液性药物，宜用煎好的其他药液或开水冲服。

7. 泡服　用量少，且药物中的有效成分容易浸出的中药，如番泻叶、胖大海等，不须煎煮，直接用开水浸泡后服用。

8. 兑服　一些液体药物在服用时可以与其他药物的煎汁兑入服用。如竹沥、姜汁、鲜藕汁等药物。

二、中药给药规则

中药的使用方法对于疗效亦有一定的影响。中药的给药规则包括给药途径、给药时间、服药方法及服药温度等。

（一）给药途径

传统中药的给药途径主要是内服和外用两种，如口服的有汤剂、散剂、膏剂、丸剂等；外用的有膏剂、熏剂、栓剂、药条、锭剂等。另外，近年来又增加了注射剂、胶囊剂、气雾剂、膜剂等新剂型。

（二）给药时间

一般药，宜在进食前后 1h 服用；急性病可及时多次给药；滋补药和开胃药宜饭前服；消食导滞药和对肠胃有刺激的药，宜饭后服；安神药和润肠通便药，宜睡前服；祛虫、攻下和逐水药，宜清晨空腹服；调经药，宜在行经前数日开始服用或月经停后服用；解表发汗药可随时服用。特殊药物的服用时间应遵医嘱。

（三）给药方法

一般病证每日服中药一剂，每剂分二服或三服；急症、高热和危重患者可酌情每日服药2～3剂，或遵医嘱；应用发汗药和泻下药时应中病即止，以免汗、下太过，损伤正气；呕吐患者宜少量频服或先服少量姜汁后再服；病在口腔或咽喉者宜缓慢频服或随时含服；神昏患者可给鼻饲；丸、片、散、膏剂等中药按说明定时服用，一般每日2～3次。

（四）服药温度

分为温服、热服、凉服。一般中药多采用温服，以免过冷、过热对胃肠道产生刺激，也可以减轻某些药物的不良反应；寒证用热药宜热服；热证用寒药宜凉服；凉血止血药宜冷服；发汗解表药及透疹药宜热服。

三、中草药中毒及不良反应

（一）常见有毒中草药

1. 生物碱类　雷公藤、藜芦、乌头、天南星等。

2. 甙类　万年青、夹竹桃、半夏、商陆、芫花等。

3. 毒蛋白类　苍耳子、巴豆、大麻仁等。

4. 毒蕈类　藤黄、狼毒、细辛等。

5. 动物类　斑蝥、蜈蚣等。

6. 矿物类　朱砂、雄黄、硫黄等。

（二）中草药中毒的解救方法

1. 立即终止接触及服用有毒药物。

2. 迅速清除毒物，其方法有三。

（1）催吐：适用于口服有毒药物2～3h以内，且清醒、能合作的患者。

（2）洗胃：应尽早进行，是清除胃中残留毒物最有效的方法。适用于催吐无效，服毒物4～6h以内的患者。

（3）导泻：毒物在肠道内未完全吸收前，可口服泻下药，使毒物从大便排出。

3. 促进已吸收的毒物排出　如果有毒药物部分已被肠黏膜吸收进入血液和组织时，必须进行解毒和加速已吸收毒物排出的处理。可根据中毒药物性状、成分、作用的组织器官而选择不同的解毒方法和解毒剂，如应用利尿剂、解毒剂、血液透析、腹膜透析、中药解毒剂等。最常用的中药解毒剂有绿豆、甘草、生姜、蜂蜜等。如果确知中毒药物名称时，可根据中药的"相杀""相畏"配伍原则，使用中药解毒，如防风杀砒霜、绿豆杀巴豆、半夏畏生姜等。

4. 严密观察并详细记录病情变化。

5. 加强卫生宣教，预防中草药中毒。

下 篇

中医适宜技术

中医适宜技术是指中医操作技术当中具备"简、便、验、廉"特点的常用操作，具有历史悠久、群众基础深厚、操作简便、疗效明显等优势，是公民基础医疗保障当中不可或缺的重要组成部分。

中医适宜技术包含的操作众多，主要包括针法类、灸法类、按摩疗法类、中医外治疗法、中医内服疗法、中药炮制适宜技术六大类。考虑到各操作实际的应用难度、学习难度、操作安全性及相关学习课时安排等因素，本版块将着重对灸法、按摩法、中医外治疗法的部分操作进行详细介绍。

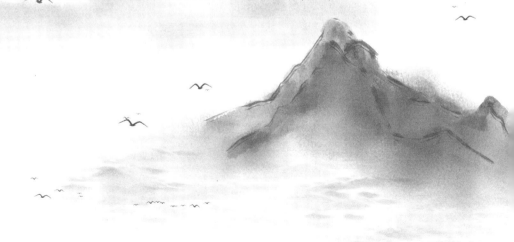

第十七章

艾条灸法

一、概念

艾条灸法是一种将艾条作为灸材点燃后，置于穴位或体表其他部位上烧灼、熨烫，使火力透达经脉之中，起到温通经脉、调和气血、扶正祛邪的作用，从而达到防治疾病的目的的治疗方法。

二、所用物品及用艾原理

1. 所用物品　治疗车、治疗盘、艾条、小口瓶、酒精灯、火柴、艾灰回收器皿、手部免洗消毒液、口罩、帽子、病历夹各一。

2. 用艾原理　艾叶是草本菊科植物，广布山间，春季抽芽生长，7 至 10 月开花。药用则需开花前（农历 4 月至 5 月）采收，采毕捡取肥嫩艾叶，暴晒水分后捣碎研磨，筛去杂质重复上法，直至艾绒洁净如金黄色，备用即可。艾条取陈年艾绒为佳品，称量约 24g，用桑皮纸包裹紧实，形成长约 20cm，直径约 1.5cm 的结实圆柱体，用糨糊两头封口，防止艾绒散落。

"艾叶苦辛，生温，熟热，纯阳之性，能回垂绝之阳，通十二经，走三阴，理气血，逐寒湿，暖子宫，止诸血，温中开郁，调经安胎"（《本草从新》），制成艾条后点燃，能够使得艾的温通之效得以发散、深透。艾叶在我国分布范围广、产量大、种植加工成本低廉，是进行灸法的不二之选。

三、艾条灸法的作用和适用范围

1. 温经散寒，疏风解表
主治：外感寒邪及风邪的一类疾病。

2. 温通经脉，化瘀散结
主治：寒凝经脉、经络痹阻的风寒湿痹；寒邪直中的呃逆呕吐。

3. 升阳举陷，回阳固脱
主治：阳气不足、脏腑功能减退引起的各类疾病。久泻久痢、内脏脱垂、阴挺、脱肛、崩漏、遗尿遗精、阳痿、早泄。

4. 防病保健，美容延年

总的来说，艾条灸法适用范围极广，对症的疾病类型多样，但要把握艾灸本身作为具备温热效力的操作，操作中会辛温助热，不可运用于火热性质的疾病及热性体质人群，包括实热及虚热，推荐选择虚寒类疾病使用。

四、施灸的顺序

由上及下，先背后腹；先头身后四肢；先灸阳经，后灸阴经。但需注意遇到特殊情况不必拘泥。

五、艾条灸法的禁忌

1. 热性疾病或体质，包括实热或虚热。
2. 颜面部、大血管处、心脏部位、阴部、孕妇腹部及腰骶部不宜施灸。
3. 对于过饱、过饥、过劳、醉酒、情绪激动或过分紧张、晕灸者，不予施灸。

六、艾条灸的方法

将艾条点燃后悬垂于穴位上方施灸称为"悬起灸"，悬起距离保持在2～3cm，施灸10～20min，以皮肤温热潮红为度。具体操作时可以分为"温和灸""雀啄灸"和"回旋灸"（图17-1A、图17-1B、图17-1C）。

温和灸：点燃艾条一端，使之悬于施灸部位的上方，让艾火与皮肤间的距离保持在2～3cm，以患者甚觉温热面无灼痛为宜；施灸时间在10～15min，以皮肤潮红为度。对于小儿或昏迷患者，医生可将自己的示

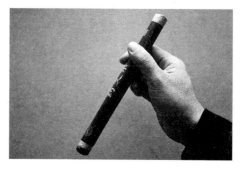

图 17-1A　温和灸

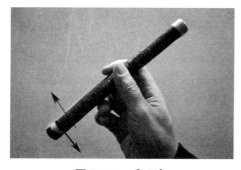

图 17-1B　雀啄灸

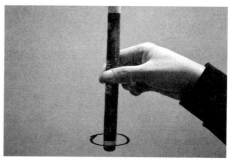

图 17-1C　回旋灸

指和中指置于施灸部位两侧，以感知患者局部的受热程度，以便随时调节距离，防止烫伤，此法适用于一切艾条灸法。

雀啄灸：点燃艾条的一端，持之在所灸腧穴上方，作一上一下连续移动，在距局部约 1.5cm 处，立即拿开，如此反复，状如鸟雀啄食，故称"雀啄灸"。本法可使被施灸者感到灸火有如热浪频频渗入，有利于火力入经引导气行。可用以治疗风寒湿、痿证、胃痛等疾病。

回旋灸：点燃艾条一端，使之与皮肤保持一定距离，均匀地向左右方向移动或反复旋转移动，使腧穴周围较大范围内产生温热效应。本法适用于治疗经脉痹阻和局部寒痛。

七、温灸器灸

温灸器灸是使用一种专门用于施灸的器具施灸的方法。施灸时，将已制备好的艾炷装入温灸器中，点燃后，将温灸器盖好，放置于腧穴或应灸部位，直至所灸部位的皮肤红润为度。此法易于操作，一般需要艾灸治疗的患者均可采用。

八、艾灸法治疗的常见疾病

（一）胃痛

寒邪客胃证：胃痛暴作，恶寒喜暖，得温痛减，遇寒加重。

治法：艾条灸或温灸器灸中脘、神阙、足三里，20～30min。

脾胃虚寒证：胃痛隐隐，喜温喜按，空腹痛甚，劳累或受凉后发作或加重，神疲纳呆，四肢倦怠，手足不温，大便溏。

治法：艾条灸或温灸器灸中脘、神阙、气海、关元、足三里，20～30min。

（二）腹泻

寒湿内盛暴泻证：泄泻清稀，甚如水样，腹痛肠鸣。

治法：艾条灸或温灸器灸神阙，20～30min。

脾胃虚弱久泻证：大便时溏时泻，迁延反复，食少，面色萎黄，神疲倦怠。

治法：艾条灸或温灸器灸中脘、气海、足三里，20～30min。

肾阳虚衰久泻证：黎明前脐腹作痛，肠鸣即泻，完谷不化，腹痛喜暖，泻后即安，形寒肢冷，腰膝酸软。

治法：艾条灸或温灸器灸中脘、关元、命门、足三里，20～30min。

（三）痹症

痛痹：肢体肌肉关节疼痛较甚，部位固定，遇寒痛甚，得热痛减。

治法：

肘部痛痹：艾条灸或温灸器灸阿是穴、手三里，30～40min。

肩部痛痹：艾条灸或温灸器灸肩髃、肩髎、阿是穴，30～40min。

腰部痛痹：艾条灸或温灸器灸肾俞、阿是穴、委中，30～40min。

膝部痛痹：艾条灸或温灸器灸犊鼻、阿是穴，30～40min。

（四）痛经

寒凝血瘀证：月经期小腹冷痛，遇寒加重，得温痛减，月经量少，色黑，夹杂血块。

治法：艾条灸或温灸器灸关元、次髎，20～30min。

（五）中气下陷证

脱肛，子宫脱垂，胃下垂，头晕目眩。

治法：艾条灸或温灸器灸百会，30～40min。

（六）养生保健

预防感冒。

治法：艾条灸或温灸器灸气海、中脘、足三里，15min。

延缓衰老。

治法：艾条灸或温灸器灸神阙、关元、肾俞、足三里，15min。

第十八章
拔 罐 法

一、概念

拔罐法是一种利用燃烧、抽吸等方法，排出罐内空气，形成罐内负压，利用与大气压的气压差把罐体固定在身体局部并产生吸拔的力，良性刺激皮肤使其充血或皮下轻度瘀血，从而达到防治疾病的目的的治疗方法。

二、所用物品及拔罐原理

1. 所用物品 治疗车、治疗盘、各种大小的罐具、火柴、酒精灯、刮痧油、卫生纸、止血钳（或引火器或点火棒）、95% 酒精、棉球、泡缸、手部免洗消毒液、口罩、帽子、病历夹各一。

2. 拔罐原理

（1）机械刺激：拔罐疗法通过罐体内外压差，使罐缘附着于皮肤表面，牵拉神经、肌肉、血管以及皮下的腺体，引起一系列神经内分泌反应，从而改善局部血液循环，加快血流运行。

（2）温热作用：火罐的吸拔运用到火的温热作用，使血管扩张、血流量增加。同时，拔罐处血管紧张度及黏膜渗透性的改变，淋巴循环加速，吞噬作用加强，加快了病灶恢复。

（3）负压效应：拔罐的负压作用使局部迅速充血、淤血，小毛细血管甚至破裂，红细胞破坏，发生溶血现象。红细胞中血红蛋白的释放对机体是一种良性刺激，会促进白细胞的吞噬作用，提高皮肤对外界变化的敏感性及耐受力，从而增强机体的免疫力。其次，负压的强大吸拔力可使毛孔张开，汗腺和皮脂腺代谢加快，从而使体内的毒素、废物加速排出。

三、拔罐法的作用和适用范围

1. 祛寒疏风，舒经通络
主治：外感风寒湿邪、内伤风寒湿引起的痹症或痛症。

2. 行气活血，消肿止痛
主治：跌打损伤、经脉闭阻、痛经等其他气血不畅引起的疾病。

3. 拔毒泻热，消暑除湿

主治：毒虫咬伤、邪毒外感、脓血蓄积、外感暑气、湿疹瘙痒等皮肤疾患。

4. 缓解疲劳，延年保健

四、罐的种类

目前较为常用的主要有玻璃罐、竹罐、陶罐和抽气罐（图18-1）。

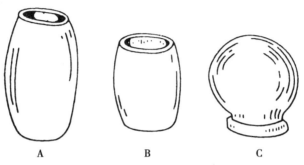

A. 竹罐；B. 陶罐；C. 玻璃罐。

图18-1 各种罐具

1. 玻璃罐

优点：罐质透明，可清晰观察罐内皮肤，经济廉价，可批量生产，耐用易保藏，吸拔力大，耐高温消毒。

缺点：易碎、重量大。

适用：各种拔罐法。

2. 竹罐

优点：取材廉价、不易破碎。

缺点：罐质不透明，不可清晰观察罐内皮肤，取材受地域及季节限制明显，吸拔不紧密，保藏要求高。

适用：水罐法。

3. 陶罐

优点：可批量生产，耐用易保藏，吸拔力大，耐高温消毒。

缺点：罐质不透明，不可清晰观察罐内皮肤，易碎、重量大。

适用：各种拔罐法。

4. 抽气罐

优点：使用方便，便于携带，安全系数高，罐质透明，保藏简便。

缺点：缺少了火罐法的温热作用，疗效有所折扣。

适用：抽气罐法。

家庭使用中存在把玻璃杯、瓷碗、罐头瓶等日用品作为罐的代用品的情况，在此不做介绍。

五、拔罐法的禁忌

1. 局部皮肤有毛发、褶皱、瘢痕、溃疡、水肿、大血管及浅动脉分布、五官等部位不宜拔罐。

2. 血小板减少性紫癜、白血病、血友病等出血性疾病或凝血机制不良者，皮肤高度过敏、传染性皮肤病、外伤骨折部位、静脉曲张处不宜拔罐。

3. 体质虚弱、贫血、饥饿、紧张、疲劳、大汗或大泄后、晕罐者、全身各系统严重性疾病不宜进行拔罐治疗。

4. 孕妇、产妇腹部或腰骶部不宜进行拔罐操作。

六、拔罐的方法

1. 吸拔方法

（1）闪火法：用止血钳夹取蘸有95%酒精的棉球，去除吸附的多余酒精，防止滴落烧伤，酒精灯点燃棉球，迅速伸至罐底转1~2圈取出，迅速吸拔在局部。

优点：此法安全性较高，医疗机构中普遍选用。

注意：多次吸拔后，玻璃罐罐口由于烧灼温度过高，引起烧灼疼痛感，因此需及时更换罐具。

（2）水罐法：将竹罐放入沸水或沸腾的药液中，加热片刻（2~3min为宜），用镊子夹取出来，罐口朝下迅速移动至吸拔局部，按压片刻，确认吸拔紧实。

优点：可选择沸腾的药液进行加热，在罐体温热的作用上发挥药物作用对症治疗。

注意：取罐体时防止蒸汽烫伤，给患者吸拔时防止罐体上残留高温药液或罐体本身温度过高烫伤，转移罐体，必要时可用凉毛巾捂住罐口。

（3）抽气罐法：将抽气罐的罐口放置在要吸拔的局部，然后利用抽气筒抽出多余空气，使罐体紧实吸拔。

优点：不涉及用火的情况，安全性高。

注意：由于治疗作用缺乏温热效应，比较建议患者家中自行选用。

贴棉法、投火法也是拔罐的吸拔方法，但操作安全性稍低，医疗机构中选用较少，在此不做介绍。

2. 起罐方法　起罐切忌生拉硬拽，需双手配合，一手固定罐体，防止跌落摔碎，另一手用手指尖端将罐口与皮肤紧密吸拔边缘轻轻按下，破坏罐内外压力差，则可轻松取罐。

七、拔罐法的分类

1. 留罐　将罐体吸拔在局部后，不做任何特殊处置，留置罐体 5～15min 后将罐取下即可。

适用：适用于大多数病症，尤其是急慢性软组织损伤、风湿痹痛等。

注意：实际留罐时间长短需根据患者皮肤反应，不可拘泥。

2. 闪罐　用闪火法将罐体吸拔在人体局部后，立即取下，再吸拔再取下，如此反复至皮肤潮红。

适用：多用于局部皮肤感觉减退、麻木、疼痛等功能减退性疾病，如坐骨神经痛。

注意：本法刺激量稍大，注意观察患者皮肤情况，询问患者主观感受，及时调整治疗时长。

3. 走罐　预先在走罐局部涂抹刮痧油（或其他润滑介质），用闪火法将罐体吸拔在局部，顺着刮痧油涂抹方向用 C 字手型（拇指与其余四指摆成 C 字，将罐口最细的颈部夹在示、中指之间，拇指抵在罐底）拉动罐体，在皮肤上沿上下或左右方向循经拉动数次，至皮肤潮红。

适用：本法适用于腰臀腿等肌肉丰厚的部位。

注意：本法刺激量稍大，注意观察患者皮肤情况，询问患者主观感受，及时调整治疗时长。切忌不涂抹润滑介质生拉硬拽。

八、拔罐法治疗的常见疾病

（一）感冒

风寒束表证：恶寒重发热轻，无汗，头痛，肢体酸痛，鼻塞流清涕，咳痰稀薄色白。

风热犯表证：身热较甚，微恶风，有汗，面赤，咳痰黏或黄，鼻流黄浊涕，口干欲饮。

治法：闪火法拔罐于大椎、大杼、肺俞、膈俞，留罐 10～15min。

（二）咳嗽

风寒袭肺证：咳嗽声重气急，伴风寒感冒症状。

风热犯肺证：咳嗽剧烈，声粗或咳声嘶哑，喉燥咽痛，伴风热感冒症状。

治法：闪火法拔罐于大椎、风门、肺俞、膻中，留罐 10～15min。

（三）痹症

行痹：肢体关节、肌肉疼痛酸楚，屈伸不利，可涉及多个关节，疼痛呈游走性，初起可见有恶风、发热等表证。

治法：

肩部行痹：闪火法拔罐于肩髃、肩髎、天宗、阿是穴，留罐 10～15min。

膝部行痹：闪火法拔罐于血海、梁丘、犊鼻、阳陵泉、委中，留罐 10～15min。

（四）颈椎病

颈型颈椎病：颈部疼痛、酸胀及沉重不适感，可向枕部及肩背部放射，颈部肌肉紧张、僵硬，有压痛。

治法：闪火法拔罐于大椎、肩井、天宗、阿是穴，留罐 10～15min。

神经根型颈椎病：一侧颈肩上肢反复发作的疼痛、麻木，仰头、咳嗽时症状加重，手指麻木，活动不灵。

治法：闪火法拔罐于大椎、肩井、天宗、肩贞、手三里、阿是穴，留罐 10～15min。

（五）腰痛

寒湿腰痛：腰部疼痛，有腰部受损史、腰部受寒史，阴雨天加重。

治法：闪火法拔罐于肾俞、大肠俞、阿是穴、委中，留罐 10～15min。

（六）荨麻疹

多突然发病，出现剧烈痒痛，随即发生大小不等、形状不一的红色、肤色或苍白色风团，皮疹迅起迅消，退后不留痕迹。

治法：闪火法拔罐于曲池、膈俞、血海、足三里、三阴交，留罐 10～15min。

第十九章

刮痧法

一、概念

刮痧法是一种借助特定的刮痧工具，在体表特定部位或沿着经脉顺序刮动，使局部皮肤产生瘀血的良性刺激，以达到防治疾病的目的的治疗方法。

二、所用物品及刮痧原理

1. 所用物品 治疗盘、治疗车、各种形状刮痧板，刮痧油，卫生纸，手部免洗消毒液、口罩、帽子、病历夹各一。

2. 刮痧原理

（1）通过经络或穴位局部的刺激，影响神经反射及体液的传递，调整自主神经，遏阻病势的恶性循环，对机体各部位的功能产生协调作用。

（2）通过物理刮动，直接刺激末梢神经，调节神经和内分泌系统，增强血液和淋巴液的循环，使肌肉和末梢神经得到充分的营养，从而促进全身的新陈代谢，增强机体免疫力。

（3）刮痧后痧点的产生，实则是毛细血管出血、红细胞破裂引起的"溶血"现象，可促进白细胞的吞噬作用，增强机体抵抗力。

三、刮痧法的作用和适用范围

1. 祛除邪气，调整气血
主治：外感风寒或暑湿，内、外、妇、儿各类内科疾患。

2. 舒经通络，活血化瘀
主治：跌打损伤、风寒湿痹等各类伤科疾病。

3. 改善脏腑功能，扶助正气
主治：小儿"五迟五软"及成人各类急慢性疾病。

4. 美容养颜，延年益寿
主治：雀斑、日晒斑等皮肤疾患。

四、刮痧板的种类

1. 水牛角（犀牛角）刮痧板

优点：水牛角作为中药具有清热解毒、凉血止血的作用，用此作为刮痧板对高热、斑疹等血热有毒类的疾病有很好的疗效。

缺点：水牛包括犀牛作为我国野生保护动物，已严格禁止非法猎取牛角，取材困难。

2. 沉香木刮痧板

优点：沉香作为中药具有降气温中、暖肾纳气的作用，用此作为刮痧板对肾不纳气、气机上逆的一类疾病有很好的疗效。

缺点：保藏需注意防潮防腐。

3. 玉制刮痧板

优点：玉石性寒凉，可清热凉血、美容养颜，用此作为刮痧板尤其适合面部刮痧。

缺点：造价高、易碎。

4. 其他刮痧板（塑料、亚克力等）

家庭中常选择勺子、梳子、铜钱等替用品，选择这些日用品时一定要注意基本的清洁问题，在此不做详细介绍。

五、刮痧法的操作分类、刮痧顺序及持板方法

1. 刮痧法的操作分类

（1）根据是否直接接触皮肤分类

1）直接刮痧法：用刮痧器具直接刮动人体某部位皮肤，使皮肤充血产生痧点。该法刺激量较大，适合体质较为强壮之人。

2）间接刮痧疗法：在患者要进行刮痧的局部放置一层薄布，在薄布上进行刮动，使皮肤充血产生痧点。此法刺激量稍小且适用于患有某些皮肤病者。

（2）根据使用刮痧板的部位和方法分类

1）平刮法、竖刮法、斜刮法：选择刮痧板平边，在局部皮肤上进行平行、或竖直、或斜向刮动。

2）角刮法：用刮痧板的棱角在局部皮肤，或凹陷，或腧穴上进行小范围刮动或点按。

2. 刮痧的顺序
一般先刮头颈部、背部，再刮胸腹部，最后刮四肢和关节。刮摩时多自上而下、由内而外地依次顺刮，不可逆向而刮。同时注意由点到线到面，或是由面到线到点，刮摩面尽量拉长拉大，刮完一处再刮一处。

3. 持板方法 拇指与四指相对夹持刮痧板较长的边,固定刮痧板,将对侧边放置在要刮动的皮肤上,与皮肤成约45°角。一般掌握刮动时间约为20min,但需根据患者主观感受、皮肤情况灵活调整,不可拘泥。

六、刮痧法的禁忌

1. 凡危重病症,如急性传染病、重症心脏病、急性骨髓炎、结核性关节炎以及急性高热等疾病,禁用本法。

2. 有出血倾向的疾病,如血小板减少性疾病、白血病等,禁忌用本疗法。

3. 传染性皮肤病(如疖肿、痈疮、溃烂等)、皮肤高度过敏、新鲜或未愈合的伤口骨折处,禁忌用本疗法。

4. 孕妇的腹部、腰部以及三阴交、合谷、昆仑等具有活血化瘀作用的腧穴部位,禁用本疗法。

5. 小儿囟门未完全闭合时,头顶部禁忌用本疗法。年老体弱者、女性面部禁忌用大面积强力刮拭。

6. 醉酒、过饥、过饱、过度疲劳以及对本法恐惧者,禁忌用本疗法。

七、刮痧法治疗的常见疾病

(一)头痛

阳明头痛(前额痛):沿上星至印堂,攒竹至丝竹空,刮动15～20min。

太阳头痛(后枕痛):沿后顶至风府,风池穴从上至下,刮动15～20min。

少阳头痛(侧头痛):沿头维至太阳,率谷穴从上至下,刮动15～20min。

厥阴头痛(颠顶痛):以百会为中心,分别向前后左右方向刮动15～20min。

(二)高热

体温高,怕冷、咳嗽、面赤、烦躁不安。

治法:印堂、大椎、风门、肺俞穴处从上至下,刮动20min。

(三)颈椎病

颈型颈椎病治法:沿风池至肺俞,肩井至肩髃,刮动15～20min。

神经根型颈椎病治法:沿风池至肺俞,肩井至肩贞,以手三里为中心沿肘部向手部上下1寸,刮动15～20min。

(四)肥胖症

单纯性肥胖:体重指数[体重(kg)/身高(m)^2]≥24kg/m^2,不伴有明显神经或内分泌功能变化。

治法:从脐旁沿带脉分别向两边刮动,腿部分别逆脾经、胃经循行方向刮动,刮动20～30min。

（五）面部美容

治法：沿地仓至颧髎，沿颊车至下关，沿瞳子髎至太阳，沿印堂至上星，刮动15～20min。

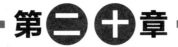

第二十章

耳穴压豆法

一、概念

利用中医耳穴原理,在耳郭相应的刺激点,通过观察局部皮肤的情况或选择王不留行籽进行贴压刺激,达到预防或治疗疾病的目的的治疗方法,称为耳穴压豆法,亦称耳穴贴压。

一般来说,耳穴在耳郭的分布像一个倒置的胎儿,头部朝下,臀部朝上。其分布规律是与头面部相应的穴位在耳垂或耳垂邻近;与上肢相应的穴位在耳周;与躯干和下肢相应的穴位在对耳轮和对耳轮上、下脚;与内脏相应的穴位多集中在耳甲艇和耳甲腔;消化道在耳轮脚周围环形排列(图 20-1、图 20-2)。

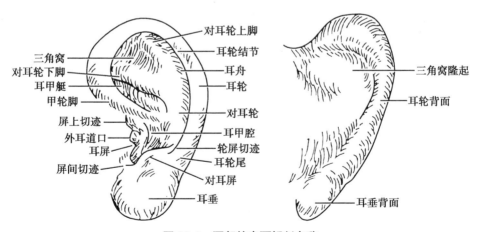

图 20-1 耳郭的表面解剖名称

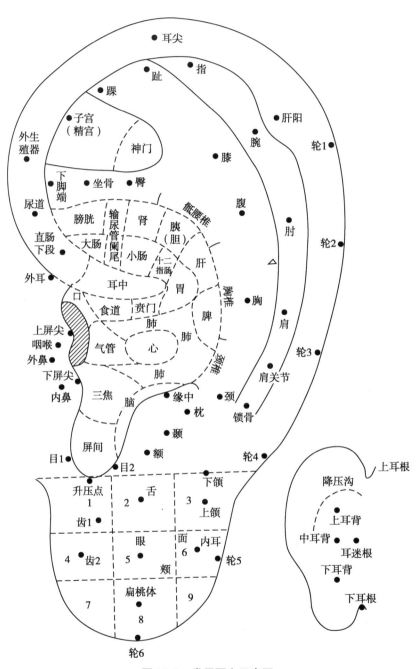

图 20-2　常用耳穴示意图

二、所用物品及耳穴压豆原理

1. 所用物品 治疗车、治疗盘、镊子、耳穴压豆胶贴（王不留行籽或胶布）、耳穴模型（13/17cm）、棉签、75% 酒精，手部免洗消毒液、口罩、帽子、病历夹各一。

2. 耳穴压豆原理

（1）耳与经络的关系：耳与经络的循行有着密切的关系，根据十二正经循行具体路线分析，手太阳小肠经、手少阳三焦经、手阳明大肠经、足少阳胆经的支脉、经别都入耳中，足阳明胃经、足太阳膀胱经则分别上耳前、至耳上角。奇经八脉中阴跷、阳跷脉并入耳后，阳维脉循头入耳。因此，经脉的相应病变可以通过耳穴反应出来；通过刺激耳穴也可以治疗经脉病变。

（2）耳与脏腑的关系："肾气通于耳，肾和则耳能闻五音矣"（《灵枢·脉度》），"肺主声，令耳闻声"（《难经·四十难》），"心气通于舌，非窍也，其通于窍者，寄见于耳，荣华于耳"（《千金要方》），"肾为耳窍之主，心为耳窍之客"（《证治准绳》），中医讲究"整体观念"，人作为一个整体同样也是如此，耳与脏腑在生理、病理方面密不可分。

三、耳穴压豆法的作用和适用范围

1. 镇痛消炎

主治：各类疼痛性疾病，如各类神经性疼痛或外伤性疼痛等。各类炎症性疾病，如中耳炎或牙周炎等。

2. 调理气机，助阳祛邪

主治：部分传染性疾病，如细菌性痢疾、疟疾等。各种慢性疾病。

3. 恢复人体内稳态

主治：过敏及变态反应性疾病，如过敏性鼻炎、过敏性结肠炎等。内分泌及代谢性疾病，如甲亢或甲减等。功能紊乱性疾病，如高血压或神经衰弱等。

四、耳穴压豆法的禁忌

1. 局部耳郭皮肤有红肿、破溃、化脓等情况不宜耳穴压豆。

2. 体质虚弱、贫血、饥饿、紧张、疲劳、大汗或大泄后、晕罐者、全身各系统严重性疾病不宜进行耳穴压豆治疗。

3. 孕妇、产妇耳郭部子宫穴、内分泌穴、肾穴等不宜耳穴压豆。

五、耳穴压豆的操作方法

1. 核对穴位后，用干棉签轻轻擦拭穴位（清除灰尘、油渍），用尾部（小木签一侧)点按片刻,确定穴位。后用蘸有 75% 酒精的棉签对要压豆的穴位消毒。

2. 耳郭酒精待干后,左手固定耳郭,右手用镊子夹取压豆小方块,对准穴位贴敷并固定好。

3. 留穴期间嘱患者用手反复压迫,每日 3～5 次,每次 30s 左右。

4. 压豆胶贴夏天留置 1 日,冬天留置 2～3 日。两耳交替使用。

六、耳穴压豆法治疗的常见疾病

(一)哮病

缓解期治法:将压豆贴至耳穴肺、气管、肾上腺处,留穴期间患者每日压迫 3～5 次,每次 30s。

(二)绝经前后诸证

妇女在绝经前后出现经行紊乱、头晕、心悸、烦躁、出汗及情志异常等症状。

治法:将压豆贴至耳穴内生殖器、内分泌、肝、肾、脾、神门、交感、皮质下,每次选一侧 3～5 个穴,留穴期间患者每日压迫 3～5 次,每次 30s。

(三)失眠

肝阳上亢证:经常不易入睡,或寐而易醒,甚则彻夜不眠。兼情志波动,急躁易怒,头晕头痛,胸胁胀满。

治法:将压豆贴至耳穴神门、皮质下、垂前穴、交感、肝,留穴期间患者每日压迫 3～5 次,每次 30s。

心肾不交证:经常不易入睡,或寐而易醒,甚则彻夜不眠。兼头晕耳鸣,腰膝酸软,五心烦热,遗精盗汗。

治法:将压豆贴至耳穴神门、皮质下、垂前穴、交感、心、肾、耳背心,留穴期间患者每日压迫 3～5 次,每次 30s。

(四)呃逆

胃火上逆证:呃声洪亮有力,口重烦渴,多喜冷饮,胃脘满闷,大便秘结,小便短赤。

治法:将压豆贴至耳穴膈、胃、神门、肾,留穴期间患者每日压迫 3～5 次,每次 30s。

气机郁滞证:呃逆连声,常因情志不畅诱发或加重,胸胁满闷,脘腹胀满。

治法:将压豆贴至耳穴膈、胃、神门、肝,留穴期间患者每日压迫 3～5 次,每次 30s。

(五)近视

肝肾不足证:视远物模糊,视近物正常。兼见失眠健忘,腰酸,目干涩。

治法：将压豆贴至耳穴眼、肝、肾、目一、目二，双耳交替贴敷，留穴期间患者每日压迫3～5次，每次30s。

（六）儿童注意力缺陷多动障碍

阴虚阳亢证：儿童行为异常，运动过多和动作不协调，注意力不集中，兼见急躁易怒，多动多语，指甲、发泽不荣。

治法：将压豆贴至耳穴心、肾、肝、皮质下、肾上腺、交感、枕，留穴期间患者每日压迫3～5次，每次30s。

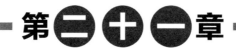

中药熏洗法

一、概念

中药熏洗法是一种将中药按照一定的配伍熬制成药液后,先利用药液的蒸汽熏蒸全身或局部,再利用药液全身或局部泡洗的治疗方法。

二、所用物品及熏洗原理

1. 所用物品 熏洗器具(根据熏洗部位不同,选择浴盆、坐浴盆、面盆、坐浴架、带孔木架等)、浴罩、浴巾、毛巾、专用水温计、手部免洗消毒液、口罩、帽子、病历夹各一。

2. 熏洗原理 通过源源不断的热药蒸汽直接作用于皮肤、血管,促进体表组织的血液循环,增加皮肤的吸收作用,促使汗腺大量分泌,加速皮肤的新陈代谢,活血化瘀。

皮肤是人体最大的器官,面积很大。药物通过皮肤吸收,进入血液循环进而发挥药理效应。同时,由熏洗药物中逸出的中药粒子作用于体表直接产生杀虫、杀菌、消炎、止痒、止痛等作用。

三、中药熏洗法的作用和适用范围

1. 活血化瘀,助阳祛寒
主治:跌打损伤、外感风寒、寒邪直中等。

2. 杀虫杀菌,消炎止痒
主治:疔毒顽癣、湿疹瘙痒等皮肤疾患或阴痒、带下等妇科疾患。

3. 镇痛理气,明目解毒
主治:伤科疾患,关节肿痛,风寒湿痹等或近视眼等眼部疾患。

四、中药熏洗法的禁忌

1. 妇女妊娠期及月经期,不宜进行阴部熏洗。

2. 心、肺、脑病患者,水肿患者,体质虚弱及老年患者谨慎选用此法。

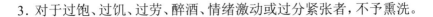

3. 对于过饱、过饥、过劳、醉酒、情绪激动或过分紧张者，不予熏洗。

五、中药熏洗的方法

1. 全身熏洗 按照药物配伍煎汤取汁，后倒入浴桶，至水温 50～70℃（温度计量取），盆内放入配套的坐浴架（注意：木架应该高出药液 10cm 左右），患者坐于坐浴架上，并用浴罩覆盖浴桶，帮助药液保温，约 20min，药液温度至 40℃（温度计量取）左右时，去掉浴罩，拿掉坐浴架，入药液泡洗。

2. 上肢或下肢熏洗 按照药物配伍煎汤取汁，后倒入浴盆，至水温 50～70℃（温度计量取），盆内放入配套的带孔木架（注意：坐浴架应该高出药液一定高度），患者上肢或下肢置于架上，并用浴巾覆盖浴盆，帮助药液保温，约 15min，药液温度至 40℃（温度计量取）左右时，去掉浴巾，拿掉坐浴架，上肢或下肢入药液泡洗。

3. 眼部熏洗 按照药物配伍煎汤取汁，后倒入小碗中，至水温 40～50℃（温度计量取），用热药蒸汽熏蒸双眼，如感觉药液温度降低后，可以用纱布进行药液双眼湿敷或药液冲淋双眼。

六、中药熏洗法治疗的常见疾病

（一）痹症
行痹、痛痹治法：肉桂 40g，威灵仙 40g，川芎 40g，丁公藤 30g，马钱子 30g，羌活、独活各 30g，白花蛇 1 条，制川乌、制草乌各 10g，川芎 10g，防风 10g，麻黄 10g，细辛 10g，制乳、没药各 10g，鲜姜 10 片，60 度白酒 50ml 浸 2 周滤出，病变部位熏洗 30min。

（二）慢性荨麻疹
治法：五味子、白术、防风、白芍、蛇床子、地肤子、苦参、苍术、透骨草各 15g，黄芪 30g，桂枝 9g，干姜 10g，病变部位熏洗 30min。

（三）筋伤（骨关节损伤）
外力受损后导致的骨关节局部肿胀、疼痛，初期多属气滞血瘀证。
治法：血竭 20g，红花 15g，桃仁 15g，栀子 30g，伸筋草 30g，鸡血藤 30g，乳香 20g，没药 20g，桂枝 30g，香樟木 50g，透骨草 30g，附子 10g，川芎 10g，三棱 20g，莪术 20g，病变部位熏洗 30min。

（四）痔疮
治法：荆芥、防风、五倍子、苍术、桃仁、赤芍、红花、黄柏、乳香、没药各 15g，马齿苋、蒲公英、双花各 20g，甘草、芒硝各 10g，病变部位熏洗 30min。

（五）急性结膜炎

结膜充血，伴分泌物较多，双眼痒痛。

治法：龙胆草 15g，滑石 10g，甘草 5g，苦杏仁 10g，赤芍 10g，黄芩 10g，薄荷 5g（后下），病变部位熏洗 15min。

第二十二章
蜡 疗 法

一、概念

蜡疗法是一种通过选择从石油分子中蒸馏出的石蜡，利用其比热容大、导热性小的物理特质，对其进行加热后涂抹或贴于患处，利用温热作用和机械压迫达到治疗疾病的目的的治疗方法。

二、所用物品及蜡疗原理

1. 所用物品　电热熔蜡槽、耐高温塑料布、石蜡胶布、无菌纱布、蜡纸、布单、油布，无菌小刷、无菌钳各 1 把，小棉被或大毛巾、瓷盘、小刀、绷带和大棉垫、温度计、保温器皿、小面盆、手部免洗消毒液、口罩、帽子、病历夹各一。

2. 蜡疗原理

（1）温热作用：石蜡热容量大，导热系数低，因此加热后热量散失慢，保温时间长，热透入可达皮下 5cm 左右，温热作用使得局部皮肤毛细血管扩张，血液循环加快，局部汗腺分泌增加，大量出汗，新陈代谢加快，利于血肿、水肿消退，并能增强网状内皮系统的吞噬功能，具有消炎作用。

（2）机械压迫作用：由于石蜡具有良好的可塑性，加热为液态后，放出热量冷却时，转化为固态，冷却过程中，其体积缩小，对皮肤及皮下组织可产生柔和的机械压迫作用，既可防止组织内淋巴液和血液渗出，又能促进渗出物的吸收。

三、蜡疗法的作用和适用范围

1. 消炎镇痛，活血化瘀

各类伤科疾病或骨关节顽固性疾病，如劳损、腱鞘炎、关节炎、瘢痕挛缩。

2. 理气散结，活血通络

各类由于寒凝经脉引起的血行不畅、经脉瘀阻类的疾病，如慢性盆腔炎、痛经、脑血栓等。

四、蜡疗法的禁忌

1. 对石蜡成分有皮肤过敏者禁用。

2. 颜面部、大血管处、心脏部位、阴部、孕妇腹部及腰骶部不宜蜡疗。

3. 局部皮肤感觉障碍、感染性皮肤病、皮肤有破溃或脓性渗出物、恶性肿瘤、心肾衰竭、高热、出血倾向性疾病等全身各系统急重症禁用此法。

4. 对于过饱、过饥、过劳、醉酒、情绪激动或过分紧张、晕灸者,不予蜡疗。

五、蜡疗法的方法

1. 刷蜡法　石蜡加热至 55～65℃,待其转化为液态,用毛刷蘸取石蜡液均匀薄涂在蜡疗局部,待干后重复上述操作多次,冷却的石蜡保护壳形成后,再涂刷约 0.5cm 厚度的石蜡壳,在外依次包裹油布、棉布、棉被帮助保温。治疗持续 30～60min,每日或隔日一次,15 次为一个疗程。

2. 浸蜡法　选择电热熔蜡槽加热石蜡至液体,约 55℃ 左右倒入保温容器,将患处擦干洗净后放入盛有蜡液的保温容器(注意:指、趾和掌面与液面保持水平,帮助浸蜡均匀)。当患处有温热感时抽出,待患处表面的蜡液干后,重复上述操作,至蜡壳加厚至 1cm 左右时方可用棉布包裹。治疗持续 30～60min,每日或隔日一次,15 次为一个疗程,手足部蜡疗操作时选用本法。

3. 蜡饼敷贴法　选择适用蜡疗部位大小的盘子,内置一层纱布,将蜡液倒入盘中形成厚度为 2～3cm 厚的蜡饼,待表面温度降至 50～55℃ 时用纱布托出敷于治疗部位,再依次盖上油布、布单、棉被保温。治疗持续 30～60min,每日或隔日一次,15 次为一个疗程。

六、蜡疗法治疗的常见疾病

(一)痹症

治法:将蜡液用刷蜡法、浸蜡法或蜡饼敷贴法,敷于患处,尽量全面地接触治疗部位,用保温棉布进行包裹,防止散热;用弹力绷带绑紧蜡块及患部即可;20min 后取下。

(二)痛经

寒凝血瘀型治法:将蜡液用刷蜡法、浸蜡法或蜡饼敷贴法,敷于小腹、腰骶部,尽量全面地接触治疗部位,用保温棉布进行包裹,防止散热;用弹力绷带绑紧蜡块及患部即可;20min 后取下。

(三)痉挛型关节活动功能障碍

痉挛型关节活动功能障碍常出现于中风后遗症或小儿脑瘫患者中。

治法：将蜡液用刷蜡法、浸蜡法或蜡饼敷贴法，敷于患处，尽量全面地接触治疗部位，用保温棉布进行包裹，防止散热；用弹力绷带绑紧蜡块及患部即可；30～40min 后取下。

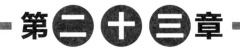

药 熨 法

一、概念

中医药熨法是一种将中草药按照规格备齐后,用食醋或白酒调和,翻炒均匀加热,装入布袋后封口,适温放置在患处,滚动药袋局部加热、熨动患处的治疗方法。

二、所用物品及药熨法原理

1. 所用物品 治疗碗、筷子、炒锅、电炉(微波炉)、蒸锅、治疗车、治疗盘、药袋、电动研磨器、盐包、凡士林、卫生纸、大毛巾、纱布、手部免洗消毒液、口罩、帽子、病历夹各一。

2. 药熨原理 通过热药包的温热作用直接作用于皮肤、血管,促进体表组织的血液循环,增加皮肤的吸收作用,促进汗腺大量分泌,加速皮肤新陈代谢,活血化瘀,促进毒素排泄。皮肤是人体最大的器官,面积很大,药物通过外敷于皮肤,吸收,渗透,进入血液循环进而发挥药理效应。

三、药熨法的作用和适用范围

1. 温通经脉,祛寒助阳
主治:外感寒邪、寒凝经脉引起的痛症或痹症等。

2. 行气活血,化瘀止痛
主治:跌打损伤、经脉瘀阻、血行不畅引起的内、外、妇、儿各类疾病,如慢性盆腔痛、肠绞痛等。

四、药熨法的禁忌

1. 对药袋的药物成分有皮肤过敏者禁用。

2. 颜面部、大血管处、心脏部位、阴部、孕妇腹部及腰骶部不宜药熨。

3. 局部皮肤感觉障碍、感染性皮肤病、皮肤有破溃或脓性渗出物、恶性肿瘤、心肾衰竭、高热、出血性疾病等全身各系统急重症禁用此法。

4. 对于过饱、过饥、过劳、醉酒、情绪激动或过分紧张、晕药熨者,不予药熨。

五、药熨的方法

1. 药散熨法

（1）将鲜品药物捣碎至粗末，放入锅内翻炒至烫手（60～70℃），倒入药袋（药袋大小与药熨部位相适应）封口，再将药袋适温后局部药熨。

（2）药物捣碎研磨至粗末，放入布袋，旺火上蒸锅蒸制（60～70℃），倒出药袋，后适温（50～60℃）将药袋放置局部熨动。

（3）将药物捣碎研磨至细末后，装入药袋，并放置于要进行药熨的局部，在其上放置加热后的盐袋升温、保温。

2. 药饼熨法 将药物捣碎研磨至细末，用黄酒在治疗碗中调和成糊状，制成薄厚均匀的药饼。将盐包微波炉加热，置于药饼上加热保温，将药饼、盐包放置在药熨局部。

3. 药膏熨法 将药物捣碎研磨至细末，加入黄酒、饴糖调和为膏状，将药膏涂抹在药熨局部，再用加热盐包置于其上升温、保温。

六、药熨法治疗的常见疾病

（一）咳嗽

痰湿蕴肺证：咳嗽反复发作，咳声重浊，痰多，痰黏腻或稠厚成块，色白。

治法：取白芥子、吴茱萸、莱菔子、紫苏子各 100g 混合均匀后加热，装入药袋后于患者肺俞穴处来回热熨 15～20min。

（二）颈椎病

颈型颈椎病治法：取吴茱萸、制草乌、制川乌、公丁香各 60g，川芎、制乳香、制没药、红花、桂枝各 50g，混合均匀后加热，装入药袋后于患者大椎、肺俞、阿是穴处来回热熨 15～20min。

神经根型颈椎病治法：取吴茱萸、制草乌、制川乌、公丁香各 60g，川芎、制乳香、制没药、红花、桂枝各 50g，混合均匀后加热，装入药袋后于患者大椎、肩井、阿是穴、手三里处来回热熨 15～20min。

（三）胃痛

脾胃虚寒证治法：取干姜 60g，小茴香、乌药、木香各 50g，混合均匀后加热，装入药袋后于患者中脘、神阙、气海穴处来回热熨 15～20min。

（四）痛经

寒凝经脉证治法：取艾叶、三棱、莪术、当归、丹参、益母草、元胡各 30g，肉桂 20g，细辛 10g，混合均匀后加热，装入药袋后于患者小腹、腰骶部处来回热熨 15～20min。

第二十四章

成人推拿法

一、概念

成人推拿法是指用施术者的手或身体其他部位，按照规定的动作技巧和操作手法，在患者身体的一定部位或经络穴位上进行规范化操作，达到治疗疾病的目的一种治疗方法。

二、所用物品及推拿原理

1. 所用物品　治疗车、治疗盘、推拿介质（滑石粉、爽身粉、白酒、红花油、外用药酒等）、卫生纸、按摩巾、手部免洗消毒液、口罩、帽子、病历夹各一。

2. 推拿原理

（1）作用于皮肤组织：推拿手法能加强皮脂腺及汗腺的分泌，加快新陈代谢，增强机体的防御功能；加快血液运行，促进水肿、血肿吸收；增强皮肤弹性，延缓衰老。

（2）作用于肌肉组织：对高强度运动后的疲劳肌肉进行推拿治疗，能促进中间产物乳酸的消散和排出，缓解疼痛，消除疲劳。

（3）促进骨关节损伤后的康复：骨关节损伤导致的水肿、粘连，会影响正常骨关节的运动，推拿通过加速血液、淋巴液循环，达到吸收水肿、松解粘连，使受损骨关节恢复功能的效果。

（4）纠正异常解剖位置：关节错位、肌腱滑脱等有关组织解剖位置异常而致的骨关节疾病，可以通过推拿得以复位，整复后恢复相关功能。

（5）改善血液循环：推拿能增加毛细血管的数量，增大管径，使血液循环大大改善。同时能够重建病变血管网络，恢复血管弹性，通畅血管等。

（6）调节神经系统：推拿可降低感觉神经的兴奋性，故常用于神经炎导致的疼痛，如神经炎、神经痛等。

（7）改善心理：轻柔的推拿手法，能使患者情绪放松、稳定，也可配合芳香疗法、音乐疗法等，效果更佳。

三、成人推拿法的作用和适用范围

1. 疏通经络，行气活血

主治：经脉瘀阻、血瘀气滞所致的内、外、妇、儿各类疾病。

2. 理筋整复，滑利关节

主治：关节错位、劳损、风寒湿痹等各类骨关节疾病。

3. 调整脏腑功能，增强抗病能力

主治：脏腑功能紊乱、体质差等各种亚健康状态。

四、成人推拿法常用介质的种类及作用

1. 滑石粉　临床最常用的介质，没有明确的寒热温凉属性，适用于各种病症。

2. 爽身粉　具有润滑皮肤和吸水的作用，小儿推拿用得最多。

3. 白酒　活血祛风、通经活络，同时蒸发快，吸收热量，适用于跌打损伤、高热等疾病。

4. 红花油　消肿止痛，适用于各类软组织损伤。

5. 外用药酒　具有行气活血、化瘀通络的功效，适用于骨和软骨的各类疾病。

五、成人推拿法的禁忌

1. 各种急性传染性疾病，如肝炎、肺结核等。

2. 某些感染性疾病，如骨炎、化脓性关节炎等。

3. 有血液病或出血倾向的患者，如紫癜、咯血、便血、尿血等。

4. 烫伤与皮肤破损的局部。

5. 皮肤疾病（各种癣、湿疹、脓肿等）患处。

6. 骨与关节结核、肿瘤及脓毒血症等。

7. 外伤出血，骨折早期，截瘫初期等。

8. 严重的心、脑、肺、肾等器质性疾病，禁止单独使用推拿手法。

9. 过于疲劳和饮酒过量者要禁用或慎用推拿。经期的女子或孕妇的腰腹部禁用推拿。

六、常用推拿手法

1. 推法　以指、掌、拳或肘部着力于体表一定部位或穴位上，做单方向的直线或弧形推动，称为推法。推动要稳，速度要慢，着力部紧贴皮肤。刺激量指推法＜掌推法＜拳推法＜肘推法，常用于肢体肌肉酸痛、麻木等疾患。成人推

法以单方向直线推为主,又称平推法(图24-1A、图24-1B、图24-1C、图24-1D)。

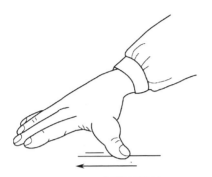

图24-1A 拇指平推法

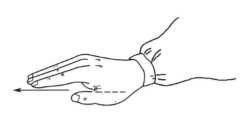

图24-1B 掌推法

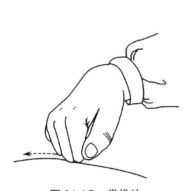

图24-1C 拳推法

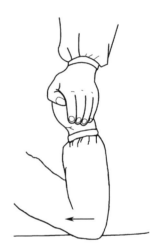

图24-1D 肘推法

2. 拿法 拇指与其余四指指面相对用力,提捏起局部的皮肤及皮下组织,做轻柔缓和的揉动,动作连贯缓和,有祛风散寒、开窍止痛、缓解肌肉、肌腱痉挛等作用,多适用于肩颈、四肢部(图24-2)。

3. 按法 以指或掌按压一定部位或穴位,用力由轻到重、循序渐进(切忌猛然用力、暴力按压),按而留之。着力部位紧贴体表,不可移动。促进局部气血运行,经脉畅通,缓解疲劳。指按法适用于全身各穴位,掌按法适用于腰背和腹

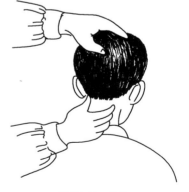

图24-2 拿法

168

部（图 24-3A、图 24-3B）。

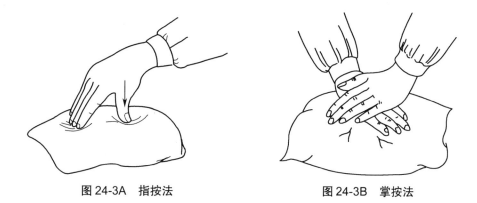

图 24-3A　指按法　　　　　　　　　图 24-3B　掌按法

4. 摩法　用手掌掌面置于一定的部位或穴位上，以腕关节同前臂做环形有节律的抚摩运动，动作缓和协调，用力自然，不要带动皮下组织，使着力面与皮肤发生摩擦。具有疏肝理气、温中和胃、健脾助运、消积导滞、调节肠胃、镇静安神等作用，常用于腹部，称为摩腹法，绕脐而摩，顺摩为泻，逆摩为补（图 24-4A、图 24-4B）。

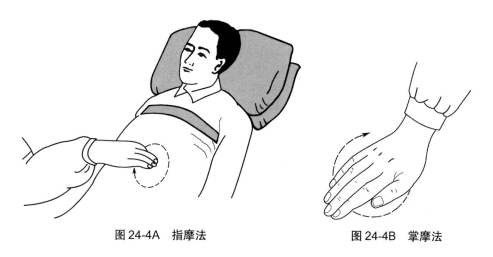

图 24-4A　指摩法　　　　　　　　　图 24-4B　掌摩法

5. 揉法　用手掌大鱼际、掌根或手指面部分着力，施术者手部要吸定在操作部位上带动局部皮肤一起，做轻柔缓和地回旋揉动，不可在皮肤表面摩擦，频率为 100～160 次 /min。本法轻柔和缓，治疗时可起到宽胸理气、健脾和胃、活血散瘀、消肿止痛、温经通络等作用。根据要治疗的部位灵活地选择适合的揉法（图 24-5A、图 24-5B、图 24-5C）。

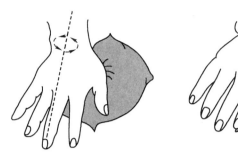

图 24-5A　大鱼际揉法

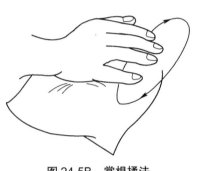

图 24-5B　掌根揉法

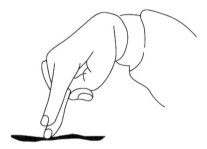

图 24-5C　指揉法

6. 㨰法　用手背近小指侧部分或小指、无名指、中指的掌指关节部位着力于一定的部位或穴位上，通过前臂的旋转摆动，连同腕关节做屈伸外旋的连续动作，使连续㨰动力量作用于患者局部。本法为㨰动，要求压力、频率、摆动幅度要均匀，动作协调而有节律，而不是拖动，频率为 120~160 次 /min。本法刺激量较大，具有疏经通络、活血化瘀、解经止痛等作用（图 24-6）。

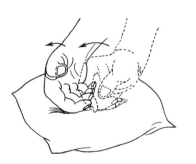

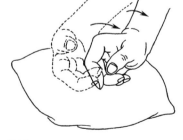

图 24-6　㨰法

7. 搓法　用双手手掌夹持被搓动的肢体，双手手掌对称用力快速搓揉，同时在被搓动肢体上上下往返移动，注意"紧搓慢移"（搓动要快，移动要慢）。本法作为推拿的放松手法，多在推拿手法结束时使用，具有调和气血、理顺组织、疏经通络的作用。

8. 擦法　是用手掌、鱼际，或示、中指二指罗纹面着力于一定的部位，做往返的直线擦动，包括指擦法、鱼际擦法和掌擦法。擦时不论是上下方向或左右方向，都应直线往返，不可歪斜，往返距离要长。着力部位要紧贴皮肤，但不要硬用压力，以免擦破皮肤。用力要稳，动作要均匀连续、呼吸自然，不可屏气。

9. 一指禅推法　以拇指端、螺纹面或桡侧偏锋着力，通过指间关节的屈伸和腕关节的摆动，使产生的力持续地作用于治疗部位。操作时应沉肩、垂肘、悬腕、掌虚、指实、紧推、慢移。注意"吸定端平"（不要耸肩、夹腋，拇指与屈曲的示指桡侧面不要捏紧，其余四指不可用力握拳，在摆动过程中前臂始终要放平，不可旋转，拇指的着力点要始终"吸定"在治疗部位）。本法具有平衡阴阳、调和营卫、疏经通络、调理脏腑等作用。

七、成人推拿法治疗的常见疾病

（一）颈椎病

操作步骤如下：

1. 揉动拿捏颈项法　患者坐位，医师立于其后，先用揉法放松患者颈肩背部肌肉 3min，接着拿捏颈项两旁的软组织，由上至下操作 3min 左右。

2. 点穴疏通经络法　点揉风池穴 1min，以酸胀感向头顶部放散为佳，再点揉太阳、百会、风府、天宗、合谷、手三里等穴各 1min，以酸胀感为度。

3. 拿揉上肢法　拿患者两侧肩井。

4. 搓法、拍打结束法　搓患者上肢 2～3 次，最后拍打肩背和上肢，以患者有轻快感为宜。

（二）慢性腰肌劳损

腰部酸痛，反复发作，缠绵难遇，劳累后加重。患者可有牵扯性疼痛，多出现在臀部、大腿后外侧或腹股沟处。

操作步骤如下：

1. 揉揉腰部放松法　患者俯卧位，医师先用按法、揉法或揉法在腰部施术，手法施力由轻到重，放松腰部软组织。

2. 循经点按止痛法　医师拇指揉腰部督脉、膀胱经寻找压痛点及筋结，在阿是穴处点按。

3. 擦腰透热温阳法　医师以命门穴、腰阳关穴为中心，施擦法，以透热为度。

（三）腱鞘囊肿

腱鞘囊肿发生在关节囊或腱鞘附近，多逐渐出现，发展缓慢，一般呈半球状隆起，似蚕豆大，外形一般光滑。局部酸痛或疼痛，有时向周围放射。有时囊肿可压迫其周围血管和神经。

操作步骤如下：

1. 揉筋松结法　用按揉法在囊肿附近操作并挤推囊肿四周，使之有一定移动度。

2. 按肿散结法　在拔伸、屈曲关节的同时，医师双手拇指用力按压囊肿，再被动使腕关节背屈，关节间隙缩小，囊肿受挤压而破裂，此时囊内黏液破壁而出，散于筋膜之下，待其自然吸收，囊肿即刻消除。本法适用于一般囊肿。

3. 击肿散结法　囊肿大而坚硬者用上法无效时，可将患处平置于软枕上，医师一手握患手维持其位置稳定，另一手持换药用弯盘或口击锤，用力迅速而准确地向囊肿敲击，往往一下即可击破，如囊肿坚硬一次未击破时，可加击一二下。

（四）感冒

风寒感冒证操作步骤如下：

1. 禅推拿肩解表法　患者仰卧位，医师先以一指禅推法施术于风池、大椎、肺俞穴 5min，以酸胀为度。医师分别拿颈项部 5～6 遍，拿肩井 3～5 遍，可稍用力以酸胀为度，患者发汗为佳。

2. 点按经穴宣肺法　医师站于患者侧面，点按曲池、尺泽、列缺、合谷、外关各 1min。

3. 分抹解表开窍法　分抹前额，结束治疗。

风热感冒操作步骤如下：

1. 点穴清热宣肺法　患者坐位，医师站于患者侧面，用点按法于风池、风府、大椎等穴 5min，手法不宜过重。重点施术于曲池、尺泽、外关、鱼际、合谷等穴，以酸胀为度。

2. 禅推拿肩解表法　医师站于患者侧后方，用一指禅推法施术于风府至大椎，操作 3～5min，再按揉大椎穴 1min，拿肩井 1min。

3. 分抹解表开窍法　分抹双侧眼眶 5～8 次，点揉太阳穴 1min，结束治疗。

（五）近视

1. 推揉穴位明目法　患者仰卧位，双眼微闭。医师坐患者右侧，用一指禅推法从右侧太阳穴开始，慢慢推向右侧阳白穴，然后经过印堂、左侧阳白穴，推到左侧太阳穴处为止；再从左侧太阳穴开始，经左侧阳白、印堂、右侧阳白穴,到右侧太阳穴为止,反复操作 5～6 遍,再用双手拇指或中指轻揉双侧睛明、攒竹、鱼腰、丝竹空、太阳等穴,每穴 1～2min。

2. 抹揉通经明目法 用双手拇指指腹分抹上下眼眶,从内向外反复分抹3min,再按揉养老、光明穴,每穴 1～2min。

第二十五章

小儿推拿法

一、概念

小儿推拿法是在祖国医学整体观念的基础上,以阴阳五行、脏腑经络等学说为理论指导,运用各种手法刺激穴位,使经络通畅、气血流通,以达到调整脏腑功能、治病保健目的的一种治疗方法。

二、所用物品及推拿原理

1. 所用物品　治疗车、治疗盘、推拿介质(温水、滑石粉、爽身粉、葱汁、姜汁、润肤乳等)、卫生纸、按摩巾、手部免洗消毒液、口罩、帽子、病历夹各一。

2. 推拿原理

(1) 推拿手法本身的作用原理:首先通过手法直接刺激人体体表,促进气血的运行。其次,通过手法对体表做功,产生热效应,从而加速气血的流动。推拿手法本身就有补泻作用,由于手法不同,刺激在人体某一部位,人体气血津液、经络脏腑就会产生不同的变化。手法的轻重、方向、快慢刺激的性质,决定了推拿手法的补泻。此外,推拿手法还有理筋整复、滑利关节的作用,可以整复错位的关节,纠正畸形。

(2) 推拿与经络腧穴相结合的作用原理:经络有联络脏腑、沟通肢窍的功能,运用推拿手法对腧穴进行刺激,可以通其经脉、调节气血,使阴阳平衡、脏腑调和,能够治疗相关内脏的病变,以及该经络所联属的组织器官的疾病。

(3) 推拿与特定穴相结合的作用原理:小儿推拿有其特有的穴位,称为特定穴,其治病原理同样受经络学说指导。小儿特定穴广泛分布于四肢肘膝关节以下,而脏腑原气所经过和留止的十二原穴大都分布在四肢肘膝关节以下,可以治疗五脏疾病。此外,许多小儿推拿穴位呈面状分布,又是直接操作于皮肤,因此与十二皮部的关系密切,十二皮部是十二经脉功能活动反应于体表的部位,也是经脉之气输注和布散的地方。推拿皮部,既能防病于未发,又能祛邪于体外。

三、小儿推拿法的适用范围

1. 呼吸系统　感冒咳嗽、发热、支气管炎、肺炎、哮喘、鼻炎、鼻窦炎、鼻出血、扁桃体炎、慢性支气管炎、慢性扁桃体炎等。

2. 消化系统　疳积（积滞、奶痨、奶积、食积）、肠炎、舌炎、吐奶、溢乳、打嗝、鹅口疮、口腔炎、厌食、呕吐、腹泻、便秘、肠痉挛、流涎（流口水）、腹痛、腹胀等。

3. 其他　磨牙、遗尿、尿频、夜惊、惊吓、斜颈、脑瘫、面瘫、多动综合征、哭闹、疝气、脐疝、湿疹、荨麻疹、风疹、脊柱侧弯、生长发育迟缓、睡眠不好等。

4. 保健　益智、助长、增强免疫功能。

四、小儿推拿法常用介质的种类及作用

1. 滑石粉　即医用滑石粉，一年四季皆可用之。主要起滑润皮肤的作用。皮肤干燥或者对其过敏者可用抚触油等。

2. 水　多用凉水摩体，治小儿发热，有清热凉血的作用；用温水、热水擦体，治小儿发痧、胎惊、无汗等症，有散寒通络的作用。

3. 药酒　将中药浸泡于白酒中，取浸出液擦摩患处，如虎骨酒治疗寒湿痹症，有祛寒除湿、活血止痛的作用。

4. 药油　将药物提炼成油，如麻油摩腹治疗虚寒腹痛，有补虚和血、祛风止痛的作用。

5. 药汁　将药物捣碎取汁或用酒精浸泡取汁。如葱姜水，用于虚寒证，有温经散寒解表的作用，秋冬季多用；夏用薄荷水，有清凉解表的作用。

6. 蜜　多用蜂蜜，治疗伤寒、小儿惊风等症，有温中补虚散寒的作用。

7. 蛋清　取蛋清或与面调和成团，摩小儿胸腹背部，治疗小儿感冒、食积等症，有祛寒消积的作用。

五、小儿推拿法的禁忌

1. 急性传染病的传染期。

2. 传染性及溃疡性皮肤病。

3. 脓毒血症。

4. 正在出血的局部或烫伤局部。

5. 骨折、脱位及扭伤等症的急性期。

6. 危重病症一定在抢救脱离危险期后，方可配合推拿治疗。

六、小儿常用推拿手法

1. 小儿推拿手法基本要求　轻快柔和、平稳着实。轻是指手法操作时所用的力度轻；快是指手法操作时所用的频率快；柔和是指操作手法要均匀柔和；平稳是指在操作时手法所用的力度和频率要始终如一；着实是指手法操作时要紧贴穴位的表面，有轻而不浮之意。

2. 小儿推拿常用单式手法

（1）推法：用拇指或示、中两指的螺纹面着力，附着在患儿体表一定的穴位或部位上，做单方向的直线或环旋移动，称为推法。推法主要包括直推、旋推、分（合）推三种（图25-1A、图25-1B、图25-1C）。直推是在穴位上做直线推动，常用于"线状"穴位；旋推法在穴位上做顺时针方向旋转推动，主要用于手部"面状"穴位；两手拇指桡侧或指面自穴位向两边方向推动，或八形推动，称分推法，从穴位两端向中间推动称合推法。一般旋推为补，直推为泻，向心为补，离心为泻，每分钟200～300次。

（2）拿法：是用拇指和示、中两指相对用力（或用拇指和其余四指相对用力），提拿一定部位和穴位，做一紧、一松的拿捏。拿法动作要缓和而有连贯

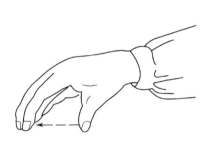

图25-1A　直推法

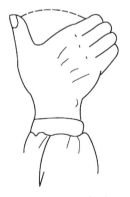

图25-1B　旋推法

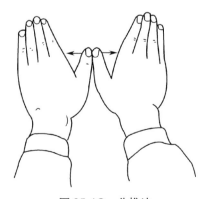

图25-1C　分推法

性,不要断断续续;用力要由轻到重,不可突然用力。拿法刺激较强,常配合其他手法应用于颈项、肩部、四肢上的穴位和肌肉较丰满的部位。

(3)按法:是用手指或手掌按压小儿的一定部位或穴位,逐渐用力向下按压,主要包括三种形式,分别为拇指按法、中指按法和掌按法。按法是一种刺激较强的手法,常与揉法结合应用,组成按揉复合手法。按揉就是先按后揉,或者边按边揉。

(4)摩法:是用示指、中指、无名指指腹或手掌掌面放在一定部位或穴位上,以腕关节带动前臂,沿顺时针或逆时针方向做环形移动摩擦。每分钟摩动120～160次。

(5)捏法:一种是挤捏法,用两手拇、示指在选定部位固定捏住,然后两手拇、示指一齐用力向里挤,再放松,反复3～5次,使局部皮肤变为红色或紫红为度(图25-2)。另一种是捏脊,是用拇指、示指、中指三指轻轻捏拿肌肤,作用于背部正中,从长强穴到大椎穴成一直线,由下向上捏拿。捏脊有两种方法,一种是拇指在前,示指在后;另一种是拇指在后,示、中两指在前。在捏脊时每捏3～5遍后,在第4或第6遍时,每捏3次,将肌肤捏住向上提拉一次,称"捏三提一",也可以"捏五提一"。

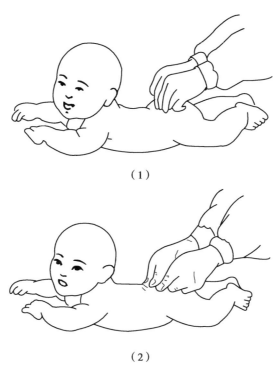

(1)

(2)

图25-2　捏法

（6）揉法：是用手指的罗纹面、大鱼际或手掌，作用于一定的部位或穴位上，做环形揉动（图25-3）。一般以每分钟揉120～160次为宜。揉法分为指揉法、掌揉法和鱼际揉法。用手指的罗纹面作用于穴位做环形揉动叫指揉法；用手掌的大鱼际作用于治疗部位做环形揉动叫鱼际揉法；用手掌（掌根）作用于治疗部位做环形揉动叫掌揉法。

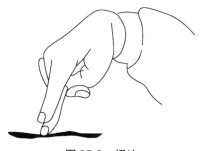

图25-3　揉法

（7）掐法：是用指甲着力重按穴位。运用掐法时要用指甲垂直用力按压重刺，不得抠动而掐破皮肤（图25-4）。掐法是强刺激手法之一，是"以指代针"之法。掐后常用拇指揉法，以减缓局部不适。

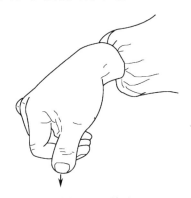

图25-4　掐法

（8）搓法：是用双手的掌面夹住或贴于一定部位，相对用力作快速搓转或搓摩，并同时做上下往返的移动。搓法用于上肢时，要使上肢随手法略微转动；搓法用于腰背、胁肋时，主要是搓摩动作。搓法常用于腰背、胁肋及四肢。

（9）运法：是以拇指或示、中指指端在一定穴位上由此往彼做弧形或环形的推动，宜轻不宜重，宜缓不宜急，在体表旋转摩擦推动，不带动深层肌肉，频率一般为每分钟80～120次（图25-5）。

（10）捣法：是以中指指端，或示指、中指屈曲的指间关节着力，有节奏地叩击穴位的方法，称为捣法。

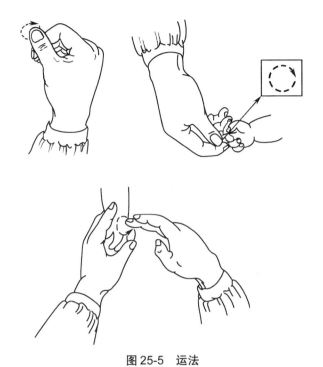

图 25-5　运法

3. 小儿推拿常用复式手法

（1）头面部：黄蜂入洞（祛风寒、解表、通鼻窍），见图 25-6；猿猴摘果（定惊、除寒）。

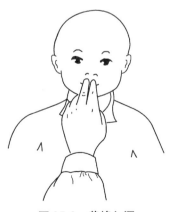

图 25-6　黄蜂入洞

（2）上肢部：水底捞明月（清热凉血、宁心除烦），运土入水（清湿热、利尿），运水入土（健脾助运、润燥通便），凤凰展翅（驱寒解表、宣通气机、定惊、急救），二龙戏珠（镇惊定搐、调和气血），打马过天河（清热除烦、行气血），摇抖肘（行气活血、通经活络），赤凤点头（消胀顺气、补血宁心），苍龙摆尾（退热、开胸、通便），飞经走气（行一身之气、清肺化痰），按肩井（通一身气血）（图25-7、图25-8、图25-9、图25-10）。

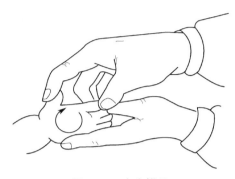

图25-7 水底捞月

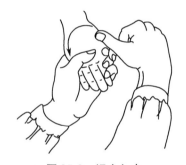

图25-8 运土入水

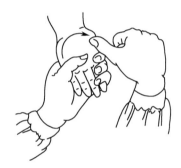

图25-9 运水入土

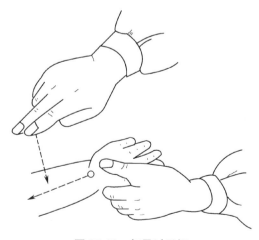

图25-10 打马过天河

（3）胸腹背部：开璇玑（开通脏腑、消散积滞），按弦走搓摩（理气化痰），揉脐及龟尾并擦七节骨（调理肠腑、止泻导滞）。

七、小儿推拿法治疗的常见疾病

（一）感冒

感冒俗称伤风，是小儿最常见的疾病。本病一年四季均可发生，但在气候变化多端、冷热交替的秋冬之交和冬春之交发病率最高。小儿脏腑娇嫩，得病之后，容易出现夹痰、夹滞、夹惊以及化热变喘等兼症，临床上应予注意。

处方：推攒竹、推坎宫、揉太阳，揉耳后高骨，清肺经，清肝经。风寒者加推三关、掐揉二扇门、拿风池；风热者加清天河水、推脊。

（二）厌食

厌食是指小儿较长时期（病程 1 个月以上）食欲减退、甚则拒食的一种常见病，多见 1～6 岁儿童。病因为饮食喂养不当，过食肥甘、生冷，损伤脾胃正常运化功能，或因素体脾胃虚弱，后天不足，脾虚则不运，胃弱则不纳，从而产生见食不贪，日久消瘦，抗病力弱，影响正常的生长发育。

处方：

1. 脾失健运型　补脾经，摩中脘，运内八卦，按揉脾俞、胃俞、肝俞，掐揉四横纹。

2. 胃阴不足型　分腹阴阳，揉板门，补胃经，补脾经，运内八卦，揉中脘，按揉胃俞、三焦俞、肾俞。

3. 脾胃气虚型　补脾经、运内八卦、推大肠经、补肾经、摩腹、捏脊。

（三）呕吐

处方：补脾经，揉板门，运内八卦，揉中脘，摩腹，推下天柱骨。寒吐：加推三关，揉外劳宫，摩百会，以温阳散寒。热吐：加清天河水，清大肠，退六腑，以清热泻火。伤食吐：加揉四横纹，分腹阴阳以消食化积，和中助运。

（四）腹泻

腹泻是婴幼儿时期最常见的脾胃病，多发于 2 岁以下，四季皆见，夏秋较多。临床以大便次数增多，粪便稀薄呈水样，以带有不消化的乳食及黏液为特征。

处方：

1. 寒湿泻　补脾经、补大肠、推三关、揉外劳宫、摩腹、揉脐、推上七节骨、揉龟尾、按揉足三里。

2. 湿热泻　清脾经、清胃经、清大肠、清小肠、退六腑、揉天枢、推下七节骨、揉龟尾。

3. 伤食泻　揉板门、顺运内八卦、揉中脘、补脾经、清大肠、揉天枢、摩腹、分腹阴阳、揉龟尾。

4. 脾虚泻　补脾经、补大肠、推三关、摩腹、揉脐、推上七节骨、揉龟尾、捏脊。

5. 脾肾阳虚泻　补脾经、补肾经、推三关、补大肠、揉脐、推上七节骨、揉外劳宫、按揉百会。

6. 脾虚泻　清肝经、捣揉小天心、开天门、掐揉五指节、猿猴摘果、补脾经、补大肠、摩腹、推上七节骨、揉龟尾。

（五）便秘

推拿治疗便秘分为实证和虚证。实证（食秘）主要因饮食而起，证见大便干结，治疗应顺气行滞，清润通便。虚证（虚秘）主要表现为面色㿠白无华，形疲乏力，治疗应益气养血，开塞通便。

处方：

1. 食秘　清大肠，退六腑，摩腹，下推七节骨。

2. 虚秘　补脾，推三关，捏脊，揉二马。

（六）夜啼

夜啼是指小儿白昼如常，入夜啼哭不安，时哭时止，或每夜定时啼哭，甚则通宵达旦，多见于1岁内的新生儿或婴儿。应排除饥饿等不适，或不良习惯及其他疾病引起的啼哭。

处方：按揉百会，摩囟门，清肝经，清心经，揉小天心。

1. 中焦脾寒加补脾经，推三关，揉外劳宫，摩腹，捏脊，按揉脾俞、胃俞、足三里。

2. 心经积热加清小肠经，掐总筋，揉内劳宫，揉神门，清天河水100次，推涌泉。

3. 惊骇恐惧加补肾水，掐小天心，摩脊柱。

4. 乳食积滞加揉板门，补脾经，清胃经，清大肠经，运内八卦，揉中脘，顺时针方向摩腹，揉脐及天枢，捏脊，推下七节骨。

第二十六章

穴位点按法

一、概念

穴位点按法是以手指点、按、压、掐身体某些穴位，通过对穴位的刺激达到疏通经络、调整机体抗病能力、防病保健目的的一类治疗。

二、所用物品及穴位点按原理

1. 所用物品 治疗车、治疗盘、治疗巾、手部免洗消毒液、口罩、帽子、病历夹各一。

2. 穴位点按原理 通过机械压力，使得局部穴位牵拉了神经、肌肉、血管以及皮下的腺体，引起一系列神经内分泌反应，从而改善局部血液循环，加快血液运行。

三、穴位点按法的作用和适用范围

1. 疏通经络，行气活血
主治：经脉瘀阻、血瘀气滞所致的内、外、妇、儿各类疾病。

2. 调整脏腑功能，增强抗病能力
主治：脏腑功能紊乱，体质差等各种亚健康状态。

3. 特殊治疗作用
主治：一些具有特殊治疗作用的穴位，可应用在特殊情况，如水沟具有急救的作用。

四、穴位点按法的禁忌

1. 颜面部、大血管处、心脏部位、阴部、孕妇腹部及腰骶部穴位不宜刺激，尤其是重刺激。

2. 对于过饱、过饥、过劳、醉酒、情绪激动或过分紧张，不予操作。

五、穴位点按的方法

1. 按法 以指或掌按压一定部位或穴位，用力由轻到重，循序渐进（切忌猛然用力、暴力按压），按而留之。着力部位紧贴体表，不可移动。促进局部气血运行，经脉畅通，缓解疲劳。指按法适用于全身各穴位，掌按法适用于腰背和腹部。

2. 点法　用指端或屈曲的指间关节部着力于施术部位，持续地进行点按。点穴是用力由轻至重，不可突然暴力，点压方向与局部皮肤垂直。本法具有开通闭塞、通经止痛、调整脏腑功能等作用，适用于人体各部穴位。

3. 掐法　术者手握空拳，拇指伸直，指腹紧贴在示指中节桡侧缘，以拇指端着力，吸定在患儿的穴位或部位上，逐渐用力用拇指指甲垂直用力重刺激穴位，进行切掐，多用于急救、止痛、肢体麻木等。

六、穴位点按法治疗的常见疾病

（一）牙痛

龋齿牙痛治法：双手拇指按压偏历穴处条索状处，以酸胀为度，按压 5～7min。

（二）急性腰扭伤

治法：拇指按压太冲穴处压痛点，以酸胀为度，按压 5～7min。

（三）胃痛

急性胃痉挛治法：拇指按压至阳、灵台穴，以能耐受为度，按压 3～5min。

（四）呃逆

治法：拇指按压攒竹、翳风穴，以能耐受为度，按压 3～5min。

（五）心绞痛

治法：拇指按压至阳穴，以能耐受为度，按压 5～7min。

第二十七章

新九针疗法

一、概念

新九针疗法又称中国怀堂九针疗法，是使用新九针针具治病的独特针刺疗法。九针是古代九种针形的统称，出自《黄帝内经》，包括镵针、员针、鍉针、锋针、铍针、圆利针、毫针、长针、大针九种，又称"古九针"。20世纪80年代以来，师怀堂教授在"古九针"的基础上，大胆革新，潜心研制出新的九种针具，该针具包括镵针、铍针、锋钩针、三棱针、火针、梅花针、磁圆梅针、鍉针、圆利针，称为"新九针"。

二、新九针的针具特点

1. 镵针　针体长4cm，针柄长10cm，末端0.5cm菱形锋利针头。

2. 铍针　针柄为圆柱形，针头为宝剑形状的长方矩形，长2cm，宽0.5cm，尖端与两边都为锋利刃。

3. 锋钩针　长约10cm，针体中间为柄，较粗，两端渐细，针头勾回，勾尖锋利，此为双头锋钩针，一端勾尖，另一端针柄为单头锋钩针。

4. 三棱针　长6.8cm，针柄为六棱鱼腹三棱锥体，针身为鱼腹状三棱锥体，针身长度较传统三棱针长度长。

5. 火针　单头火针分为粗、细、中三种型号，直径0.5mm为细火针，直径0.75mm为中火针，直径1.2mm为粗火针。多头火针为三支细火针针身缠为一体，针身长3cm，暴露3支针头1cm。平头火针直径1.2mm，同粗火针，前端0.5cm是扁平的。勾火针针身同细火针，距针尖0.8cm处完成100°角。

6. 梅花针　又称皮肤针。全针总长28cm，针体为七枚不锈钢针嵌于针座内，针尖由传统的尖锐改为钝尖，针座由金属制成，镶嵌固定针体，由螺丝扣与针柄相连，便于更换。针柄为尼龙制成，具有良好弹性。各部分均由丝口衔接，拆装方便。

7. 磁圆梅针　针柄分两节，两节间由螺旋丝口衔接，前节较细，长12cm，后节较粗，长10cm。针体分针身与针头两部分。针身圆柱形，针头为棱形锤，锤头两端内嵌有永磁片，强度 3 500～4 500GS；针头一端状如黄豆大，球形，为磁圆针；另一端形如梅花针针头，为磁梅花针，并在针尾端加有点穴头。

8. 鍉针　分为小鍉针、大鍉针、弹簧鍉针、长鍉针四种。小鍉针总长 12cm，针柄长 9cm，针体长 3cm，针体末端延伸为绿豆大小的球形针头，连于针柄处固定在针柄上。大鍉针总长 19cm，两端呈圆柱形，长度分别为 5.5cm 和 3.5cm，大、小两头，直径分别为 1.2cm 和 1cm。弹簧鍉针形状、长度与小鍉针相似，只是针体与针柄间加有微型弹簧，使针体部可根据需要伸缩。长鍉针针长 10cm，前端有直径为 0.3cm 的圆头。

9. 圆利针　柱形粗针，长度为 10cm，分针体与针柄两个部分。针体长 6cm，分为针身与针尖两部分。针身直径 1.5mm，针尖为尖而圆的松针形。针柄由金属丝缠绕而成，长 4cm。

三、新九针疗法的治病原理

1. 扶正祛邪　火针、火铍针等具有温热作用，可扶助阳气，增强机体的防卫功能，同时温通经络、祛风寒湿邪。

2. 疏通经络　梅花针、磁圆梅针等可通过循经叩刺疏通经络，调气止痛，通则不痛。

3. 益气活血　火针等可加快血液运行，促进组织再生和创口愈合，减轻炎症反应。

4. 清热泻火、解毒消肿　锋钩针、三棱针等可刺血泻热，松筋活络。

5. 松解粘连　锋钩针、圆利针等通过松拨皮下纤维，达到松解粘连的目的，使受损关节达到恢复功能的效果。

四、新九针疗法的适用范围

1. 鑱针　刺激穴位或滑割人体某些部位（如皮肤、口腔黏膜等）。具有调理肠胃、活血清热作用，适用于外感、面神经麻痹、胃肠疾患及皮肤病中湿疹、脓疱疮、黄褐斑等。

2. 铍针　切开排脓，刺激穴位或特定区域，烙割病变组织。主要用于外科病症，如较大的赘疣、肛肠息肉、皮肤良性肿瘤、陈旧性肛裂、外痔等。

3. 锋钩针　刺脉络、放瘀血，割断皮下肌纤维及脂肪。具有宣通脉络、疏导气血、泻热散滞的作用。适用于急性或痉挛性及慢性疾患所致的局部功能障碍，或顽固性疼痛，如腰椎间盘突出症、肩关节周围炎、神经性头痛、梨状肌综合征、哮喘、胃痉挛等，还适用于某些急性感染性疾病，如急性扁桃体炎、急性咽炎等。

4. 三棱针　主要用于刺络放血，具有醒脑开窍、泻热消肿、清热解毒的作用。适用于急性热病、头痛、咽喉肿痛、昏迷、小儿惊风、小儿疳积、痤疮、无名肿毒等病证。

5. 火针　具有生肌敛疮、散寒除湿、祛风止痒、祛瘀排脓、散结消肿、通络止痛、清热泻火解毒等作用。适用于各种溃疡病、痈肿、各种痹证、痤疮、带状疱疹等。

6. 梅花针　具有疏泻风热、活血化瘀、行气止痛的作用。尤其对气滞血瘀型疾病以及风、火、热、毒邪所致的麻木痿痹疗效更佳。如头痛，失眠，感冒，哮喘，急、慢性支气管炎，急、慢性鼻炎，近视眼，面神经麻痹，神经衰弱，脱发等。

7. 磁圆梅针　适用于内科病证，如胃肠炎、泄泻、神经衰弱等；骨伤、皮肤科病证，如关节炎、坐骨神经痛、静脉曲张、腰肌劳损、神经性皮炎、带状疱疹等；妇科病证，如痛经、子宫脱垂等；小儿病证，如小儿遗尿、消化不良等；耳鼻喉科病证，如鼻炎、咽炎等。

8. 鍉针　适用于小儿疳积、吐泻、消化不良，小血管瘤、疣赘、老年斑、瘘管、肛裂、阴道炎等症。也用于寻找压痛点、阿是穴。

9. 圆利针　对某些重症、顽症、急症尤为适用。比如癫痫、便秘、痛症（坐骨神经痛、三叉神经痛等）、神经性皮炎等。

五、新九针疗法的禁忌

1. 镵针　血液病或有出血倾向的患者，精神过于紧张、饥饿、劳累者，危重症者及严重心脏病者不宜使用。

2. 铍针　有出血倾向者、有严重心脑血管疾病或脏器衰竭不能耐受刺激者禁用。

3. 锋钩针　血友病患者或有出血倾向者；重要脏器、大血管处、孕妇当慎刺；饥饿或过度疲劳者不宜使用。

4. 三棱针　有血液病或出血倾向的患者及体质虚弱者、孕妇禁用三棱针刺络放血。

5. 火针　精神过于紧张者，饥饿、劳累及醉酒者，严重心脏病患者，有出血倾向者，孕妇禁用；糖尿病患者根据病情禁用或慎用。

6. 梅花针　局部皮肤破损者，危重症患者及孕妇，有出血倾向者，严重心脏病患者等不宜使用。

7. 磁圆梅针　血友病患者或有出血倾向的患者不宜重叩，体内植入金属者禁用（如起搏器），施治部位有皮肤感染、红肿、灼热、深部有脓肿或肌肉坏死者禁用。

8. 鍉针　局部皮肤破损者；火鍉针刺法禁忌同火针。

9. 圆利针　严重内脏病的发作期,施术部位皮肤感染者或有重要神经血管无法避开处,血友病患者或其他出血倾向者等禁用。

六、新九针的操作手法

1. 鑱针

(1)口腔黏膜滑割法:在口腔内颊黏膜的横行条索状白斑或紫斑上垂直滑割,割至出血为度,划割长度约 1cm。适用于胃肠疾患、面神经麻痹等。

(2)耳壳划割法:针尖轻划耳穴处,每次 3~5 穴,微出血为度;或轻划耳背静脉,每次划割 2~3 处,稍出血为度。适用于皮肤疾患如湿疹、银屑病等。

(3)背部腧穴划割法:在背部选取足太阳经穴或督脉经穴进行划割。适用于外感风邪所致的疾病、痤疮等。

2. 铍针　临床上多作为火铍针使用,右手持铍针在酒精灯上烧红,对准病变部位根部,齐根灼割之,动作迅速,然后常规包扎;或切开脓疡处皮肤、囊肿部位,挤出脓液和囊肿内容物后包扎伤口。

3. 锋钩针　选好欲刺穴位,常规消毒,右手持针,左手拇指、示指、中指绷紧皮肤,针尖与皮肤呈 75°角,迅速刺入皮下。刺入后,针体与皮肤垂直,挑刺、钩割皮下纤维,可听到咔嚓声。针体恢复至进针角度出针,棉球按压。也可在穴位迅速点刺放血。

4. 三棱针

(1)穴位点刺法:点刺放血。

(2)静脉点刺法:止血带扎于近心端,使局部血脉膨起,右手持三棱针迅速刺入静脉,停留 0.5~1s,退针,血随针出。注意不可用力过猛。

(3)末梢速刺法:三棱针迅速刺入末梢皮下,立即出针,出血量绿豆大小即可。用于指尖、井穴或反应点放血。

(4)散刺法:在患部周围点刺几针或十几针,然后拔罐使恶血出尽。用于外科病症或痹证痛处。

(5)密刺法:在患病部位用三棱针轻轻点刺,微出血为度。可用于皮肤病或周围末梢神经麻痹、顽癣、脑血管意外后遗症等治疗。

(6)挑刺:多用于背部腧穴或反应点,左手固定施术部位,右手将腧穴或反应点皮肤挑破,使之出血或流出黏液。

5. 火针

(1)深而速刺法:主要应用于细火针、中火针。将火针在酒精灯上烧红,速进速出,或速进缓出,刺入较深。多适用于关节炎、腰肌劳损、坐骨神经痛、关节积液、疖痈等。

(2)浅而点刺法:以粗火针、平头火针、三头火针为主,将火针烧好后,在人体表皮轻点即刻提离。多适用于扁平疣、血管瘤、皮肤溃疡等。

（3）慢而烙熨法：主要适用于平头火针、三头火针。将针烧至微红，在施术部位表皮轻而稍慢地烙烫。多适用于较大的色素痣和各类疣赘，施用本法后，一定要注意保护好创面，以防感染。

6. 梅花针

（1）循经叩刺法：循经脉走行叩刺，视病情需要叩一条或数条经脉，也可叩刺经脉中的一段或几段。

（2）穴位叩刺法：根据辨证结果选取相应腧穴叩刺。

（3）微针叩刺法：结合手、足、头、面、鼻、耳、眼、腹、背等微针理论，选定治疗区进行叩刺。

（4）局部叩刺法：在局部病灶或病灶周围进行叩刺。

7. 磁圆梅针　以腕部活动形成捶叩之力作为主要的扣击力量，刺激强度有轻中重度之分。

（1）循经叩刺法：循经脉走行叩刺，视病情需要叩一条或数条经脉，也可叩刺经脉中的一段或几段。

（2）穴位叩刺法：叩刺腧穴，主穴多叩、重叩，配穴轻叩、少叩。一般每穴5～20次。

（3）局部叩刺法：病变局部及周围由外周向中央叩刺，至皮屑脱落充血为度，覆盖以保护创面或贴膏药。

8. 鍉针

（1）冷鍉针刺法：在选定的部位、穴位、或刺激点等处按压片刻并作小幅度旋转，形成明显凹坑，出现针感为度。一般多用于内科、儿科疾病，如腹泻、消化不良等，以及某些外科病症，如关节损伤、软组织扭伤等。

（2）火鍉针刺法：将针头在酒精灯上烧至通红或微红，在特定刺激点灼刺或患处局部烙烫。常用于一般外科病症如色素痣、老年斑、外痔、久不愈合溃疡面、肛裂等。

9. 圆利针　将针尖固定在所刺腧穴的皮肤表面位置，双手协同施力，迅速将针刺入皮下，一般为直刺，然后将针刺入1.5～3寸深，运用手法（飞法）得气后迅速出针，不留针，出针后棉球按压针孔。

七、新九针疗法治疗的常见疾病

（一）镵针

1. 周围性面神经麻痹　因劳累或受凉等诱因，导致面部肌肉完全瘫痪，额纹消失、眼睑不能闭合、鼻唇沟消失、口角歪向健侧等临床表现。严重时可有味觉障碍、听力下降等症状。

操作方法：嘱患者张嘴，医师一手用纱布固定患者嘴唇，另一手用镵针每隔 0.5cm 纵向划割患侧齿缝线的颊黏膜，微出血为度，2～3 周 1 次。同时配合毫针刺，穴位选取患侧阳白、攒竹、太阳、风池、翳风、牵正、颊车、地仓等，留针 30min，或每日 2 次艾条灸。

2. 慢性胃炎　表现为上腹隐痛、食欲减退、餐后饱胀、反酸等，胃镜检查可明确诊断。

操作步骤：用镵针在口腔颊黏膜白斑区纵向划割出血，划割针距 0.5cm，长度 1cm，每周 1 次。可配合细火针点刺中脘、天枢、关元、足三里，不留针，每周 1 次。

（二）铍针

1. 皮肤乳头状瘤　多无自觉症状，表现为高出皮肤表面、带蒂的赘生物。

操作步骤：铍针在酒精灯上烧至发红发亮，齐根烙割病变组织，动作迅速，术后常规包扎。

2. 腱鞘囊肿　发生在关节囊或腱鞘附近，多逐渐出现，发展缓慢，一般呈半球状隆起，似蚕豆大，外形一般光滑。局部酸痛或疼痛，有时向周围放射。有时囊肿可压迫其周围血管和神经。

操作步骤：铍针在酒精灯上烧至发红，切开囊肿，挤出内容物，火鍉针烫灼破坏瘤壁或囊壁，包扎伤口。

（三）锋钩针

1. 腰椎间盘突出症　顽固性腰椎间盘突出症等反复腰痛患者，久治不愈，时轻时重，多在腰骶部有顽固压痛点、深压腰椎横突部位弹拨可感受到条索状物。

操作步骤：右手呈持笔势，左手示指、中指绷紧所刺部位皮肤，针尖与皮肤呈 75° 角迅速刺入皮下，再将针体竖直，将皮下纤维挑起，上下提动针柄钩割 3 至 5 针，可听到割断肌纤维的"咔咔"声。钩割完毕后恢复进针时角度，顺针孔出针。锋钩针钩割后，可加拔火罐放血。

2. 梨状肌综合征　以臀部疼痛为主，可向下肢放射，伴小腿外后侧麻木，严重时不能行走，大小便、咳嗽、打喷嚏等因增加腹压而使患侧肢体的窜痛感加重。梨状肌紧张试验阳性。

操作步骤：患者侧卧位，下腿伸直，上腿屈膝屈髋呈 130°，以髂前上棘和股骨大转子两点间距离为边长，向臀后方做一等边三角形，两边相交点为"代秩边穴"（师怀堂先生发现并命名之效穴），于此处进针钩割，松解臀部肌肉尤其是梨状肌内粘连，如能出现触麻感传到足部，则效果更佳。

（四）三棱针

1. 痤疮　好发于青壮年，以邪气偏盛为主，肺胃郁热和瘀血阻络者多见。

表现为颜面部或胸背部的粉刺、丘疹、脓疱、结节、囊肿等皮损，可迁延不愈，严重影响患者的面容及身心健康。

操作步骤：肺胃郁热者，选大椎穴和肺俞穴刺络拔罐放血，配合井穴商阳、关冲、少泽或耳背静脉及耳尖点刺放血；瘀血阻络者，选大椎穴和膈俞穴刺络拔罐放血，配合关冲点刺放血。在背部穴位处皮肤用三棱针点刺 5～6 次，挤出数滴血液后用闪火法拔罐，留罐 10～15min 后取下，井穴或耳背静脉、耳尖消毒后快速点刺放血即可。以上方法，每 2 日 1 次，10 次为一个疗程。

2. 血管神经性头痛　表现为两侧鬓角胀痛明显，痛时有搏动感，严重时伴恶心、眩晕。

操作步骤：取三棱针快速点刺两侧太阳穴，出血 3ml，再刺大椎、天柱（双）、出血 6ml。

（五）火针

1. 寻常疣　皮肤表面米粒至黄豆大的扁平隆起，表面粗糙，触之坚硬，色灰褐。

操作步骤：根据疣体的大小选用合适的火针，将其烧至微红，速刺疣体中心深达基底与皮肤相平，每个疣体 1～3 针。

2. 带状疱疹　因水痘 - 带状疱疹病毒感染而发病，多侵袭胸腹部及头面四肢部的周围神经，导致周围神经发生炎症坏死，产生剧烈的疼痛。表现为皮肤出现红斑、丘疹、疱疹等，病变大多沿周围神经支配的皮区分布。

操作步骤：皮疹区常规消毒，将火针置于酒精灯外焰上加热至亮白色，迅速点刺带状疱疹局部阿是穴，火针点刺结束后，在水疱较为集中或皮损严重处选 2～3 个阿是穴，局部常规消毒后，用三棱针迅速点刺放血，并在放血处拔罐，留罐 10min，排血约 5ml。治疗隔日 1 次，7 为 1 疗程。

（六）梅花针

1. 斑秃　临床表现为圆形、椭圆形或者大小不等的斑片状脱落，多与精神因素密切相关。

操作步骤：局部取穴（斑秃处）、印堂、太阳、风池、内关和太冲。用消毒酒精棉球在斑秃区常规消毒行梅花针叩刺局部，叩之微微出血后用鲜姜汁擦拭。

2. 周围性面神经麻痹　因劳累或受凉等诱因，导致面部肌肉完全瘫痪，额纹消失、眼睑不能闭合、鼻唇沟消失、口角歪向健侧等临床表现。严重时可有味觉障碍、听力下降等症状。

操作方法：用棉球包裹梅花针针头后，轻度叩击面部三阳经 10～15min，患侧为主，每日 1 次。可配合镵针、毫针刺、艾灸等方法综合治疗。

（七）磁圆梅针

腰肌劳损。常有腰部困痛，常有劳伤史，劳累、晨起、久坐加重，腰部两侧肌肉触之有僵硬感,痛处固定不移。由于病程一般较长,常为慢性腰肌劳损。

操作步骤:患者取俯卧位,磁圆梅针圆针头中度手法叩刺腰背部督脉、足太阳膀胱经第一、第二侧线循行线及足太阳膀胱经下肢循行线。重点叩刺和点揉阿是穴、委中、承山。

(八)鍉针

1. 小儿腹泻 便稀如水,呈黄绿色,夹有奶瓣,大便次数增多。

操作步骤:用鍉针按压和点揉四缝、合谷、天枢、足三里、大肠俞、肾俞、气海、水分等穴并配合小儿推拿疗法。

2. 肛裂 以持续性便秘、持续性肛门疼痛,少量出鲜血为主症,常形成恶性循环,发展为慢性或顽固性肛裂。

操作步骤:常规消毒,火鍉针在肛裂处直接灼刺,使组织变为白色即可,观察 5min,如有出血,再点刺 1～2 次,用以止血,如无出血,涂烫伤膏,敷料包扎。

(九)圆利针

1. 梨状肌损伤 以坐骨神经盆腔出口部体表投影位置压痛最剧(环跳处)且沿坐骨神经干走行向下放射以及股后、小腿前后以及小腿外侧、足底和足前部的感觉麻木等。

操作步骤:选取肾俞、大肠俞、腰阳关、左侧委中及代秩边穴。采用圆利针垂直深刺患侧代秩边穴,深度 2～3 寸,行强刺激,针感至足趾后出针,其余穴位常规针刺,隔日治疗 1 次。

2. 便秘 表现为大便干结坚硬,难以排出。

操作步骤:取大肠俞,用圆利针迅速刺入皮下,进针 1.5 寸,行强刺激,不留针,隔日治疗 1 次。

参考文献

[1] 常存库. 中国医学史 [M]. 2 版. 北京：中国中医药出版社，2007.

[2] 车离. 中国医学史 [M]. 长沙：湖南科学技术出版社，1985.

[3] 傅维康. 中国医学史 [M]. 上海：上海中医学院出版社，1990.

[4] 李经纬，程之范. 中国医学百科全书·医学史 [M]. 上海：上海科学技术出版社，1987.

[5] 姒元翼. 中国医学史 [M]. 北京：人民卫生出版社，1983.

[6] 屈玉明，才晓茹. 中医护理 [M]. 北京：人民卫生出版社，2016.

[7] 王晓鹤. 中国医学史 [M]. 北京：科学出版社，2000.

[8] 程雅君. 中医哲学史：魏晋至金元时期 [M]. 成都：巴蜀书社，2010.

[9] 甄志亚. 中国医学史 [M]. 南昌：江西科学技术出版社，1987.

[10] 张大庆，和中浚. 中外医学史 [M]. 北京：中国中医药出版社，2005.

[11] 周振甫译注. 周易译注 [M]. 北京：中华书局，2012.

[12] 许嘉璐. 中国古代衣食住行 [M]. 北京：中华书局，2013.

[13] 陈海峰. 中国卫生保健史 [M]. 上海：上海科学技术出版社，1993.